aktiv+gesund

Carola Bleis

Wirbelsäulengymnastik

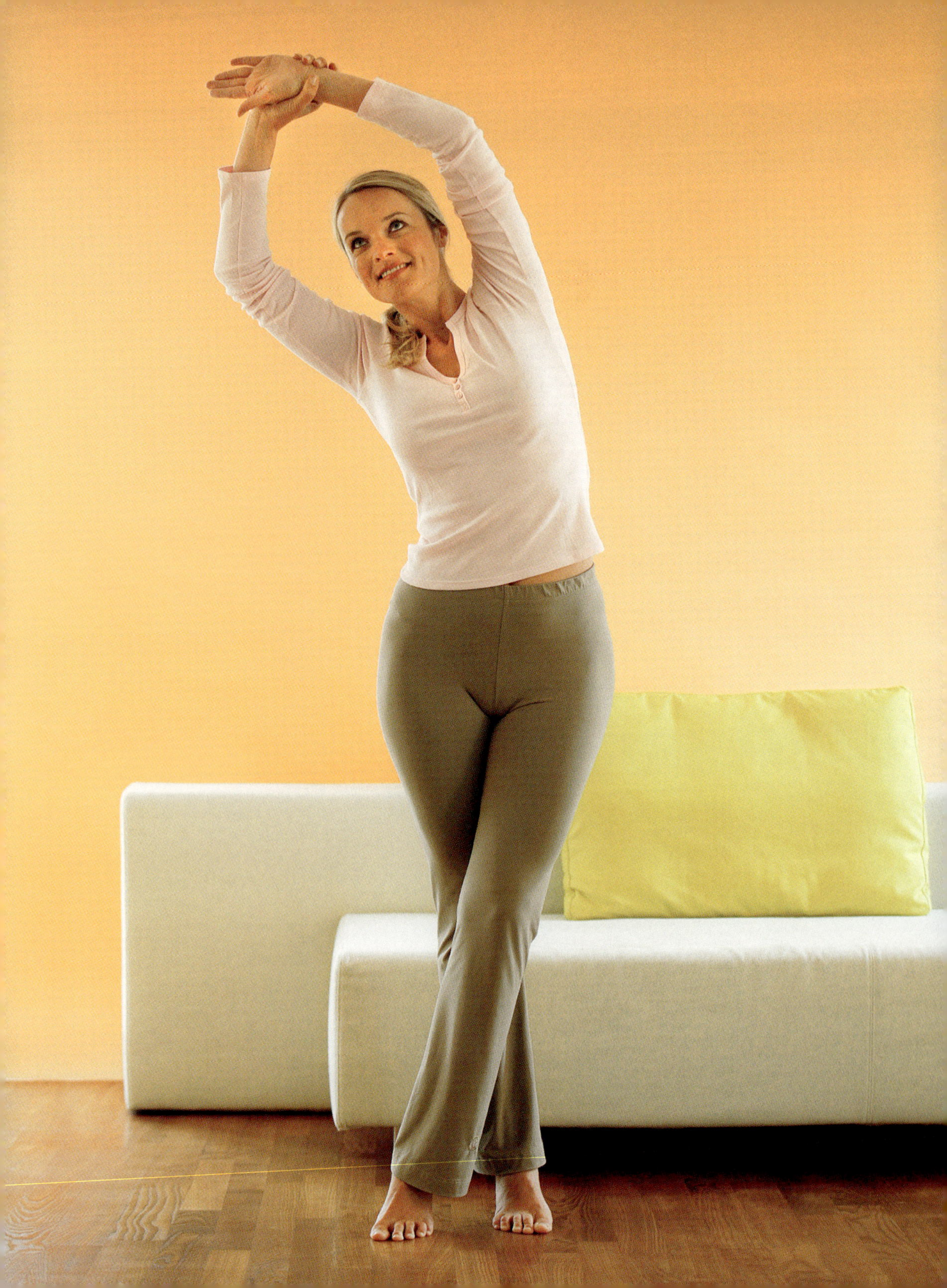

Carola Bleis

Wirbelsäulen-gymnastik

Endlich beschwerdefrei!

blv aktiv+gesund

In dieser Reihe sind bisher erschienen:

- Aktiv gegen Arthrose
- Atemgymnastik
- Augentraining im Alltag
- Bandscheibentraining mit dem Physioball
- Beckenbodengymnastik
- Erfolgreich gegen Cellulite
- Feldenkrais
- Herz-Kreislauf-Training
- Muskeltraining mit dem Thera-Band
- Die Nackenschule
- Die neue Knieschule
- Aktiv gegen Osteoporose
- Rückenschule für jeden Tag
- Schongymnastik
- Schongymnastik bei Rückenbeschwerden
- Schwangerschaftsgymnastik
- Stretching
- Wassergymnastik
- Wirbelsäulengymnastik
- Venengymnastik
- Mit Yoga im Gleichgewicht

Inhaltsverzeichnis

Vorwort

Als Volksleiden Nummer eins gelten heutzutage Rückenbeschwerden. In Industrienationen haben sie fast den Charakter einer »Epidemie« angenommen. Bei dem Versuch die Ursachen zu ergründen stößt man zwangsläufig auf das Missverhältnis zwischen den soziologischen Veränderungen unserer modernen Welt und dem anatomischen Bau unseres Körpers. Entwickelt für ein Leben als Jäger und Sammler haben wir uns mehr und mehr zu Wesen verändert, die ihren Alltag überwiegend sitzend verbringen und bewältigen. Da darf es nicht verwundern, wenn sich vor allem auch die Wirbelsäule als Achsorgan unseres Körpers in Form von Rückenschmerzen in Erinnerung bringt. Inwieweit es gelingt diese »Epidemie« in den Griff zu bekommen wird nicht zuletzt davon abhängen, ob wir es lernen, mehr auf die Signale unseres Körpers zu achten und ihm das an Bewegung ermöglichen, was er zur Gesunderhaltung braucht.

Angela Lent
Schulleitung der Schule für Physio- und Ergotherapie

»Es ist ein Kreuz mit dem Kreuz«, davon kann jeder Zahnarzt nach einigen Berufsjahren ein Lied singen. Die einseitige Körperhaltung, die beim Arbeiten oft eingenommen werden muss, führt zu Beschwerden. Zu Anfang sind diese Beschwerden oft erst einmal latent vorhanden und daher schenkt man ihnen keine Beachtung. Klüger wäre es jedoch, bei Zeiten einen Ausgleich zu einseitiger Arbeitsbelastung zu suchen.

Dr. Michael Saridarkis
Zahnarzt

Einleitung

Eine Raupe

Eigentlich könnte alles ganz einfach sein, denn, betrachteten wir unsere Wirbelsäule während wir uns in der Rückenlage befinden, und hätten wir für diese Betrachtungsweise »Röntgenaugen«, so würden wir feststellen, dass die Wirbelsäule in dieser Position einer Raupe ähnelt.
Und so sehr wie diese Wirbelkonstruktion an eine Raupe erinnert, so fließend fein und elegant sind auch die Bewegungsmöglichkeiten einer gesunden Wirbelsäule.
Das können sich circa achtzig Prozent der Bevölkerung unserer westlichen Welt vielleicht nur schwer vorstellen, denn statistisch sind es ungefähr achtzig Prozent der Menschen, die, zumindest zeitweise, unter Rückenproblemen leiden.
Und doch, der Bauplan unserer Körpermittelachse ist für vielfältige und unterschiedlichste Bewegungen und Bewegungsmöglichkeiten konzipiert.
Denken wir an Artisten oder Akrobaten im Varieteetheater, Tänzer oder beispielsweise Pantomimen bei ihren Vorführungen, so wird uns die Bewegungsvielfalt in der Körpermittelachse noch klarer.

Sicher ist es ein Privileg, aus beruflichen Gründen ein so gutes Bewegungstraining nutzen zu können, aber auch wenn wir wesentlich weniger Zeit als beispielsweise ein Akrobat, Berufstänzer oder Sportler investieren, können wir die Bewegungsvielfalt und damit die Gesundheit unserer Wirbelsäule erhalten, trainieren und stärken.

Der Rücken im Volksmund

Schon seit langer Zeit scheint bekannt, dass unser Rücken einiges zu leisten hat. Heilkünste gegen Rückenleiden wie Massagen, Schröpfen oder Akupunktur haben im fernen Osten, aber auch bei uns, lange Tradition.
Und der Volksmund kennt seit alters her passende Zitate, die unseren Rücken betreffen, auf Zusammenhänge hinweisen und unseren Körper als Einheit von Körper und Geist betrachten:
So können wir zum Beispiel »Rückgrat haben« oder sogar jemandem »in den Rücken fallen«. Wir können jemandem »den Rücken stärken«, ihm »den Rücken

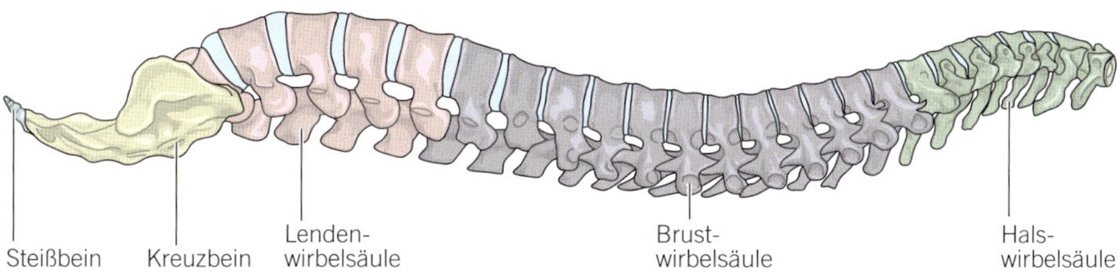

Die Wirbelsäule in Rückenlage gleicht einer Raupe.

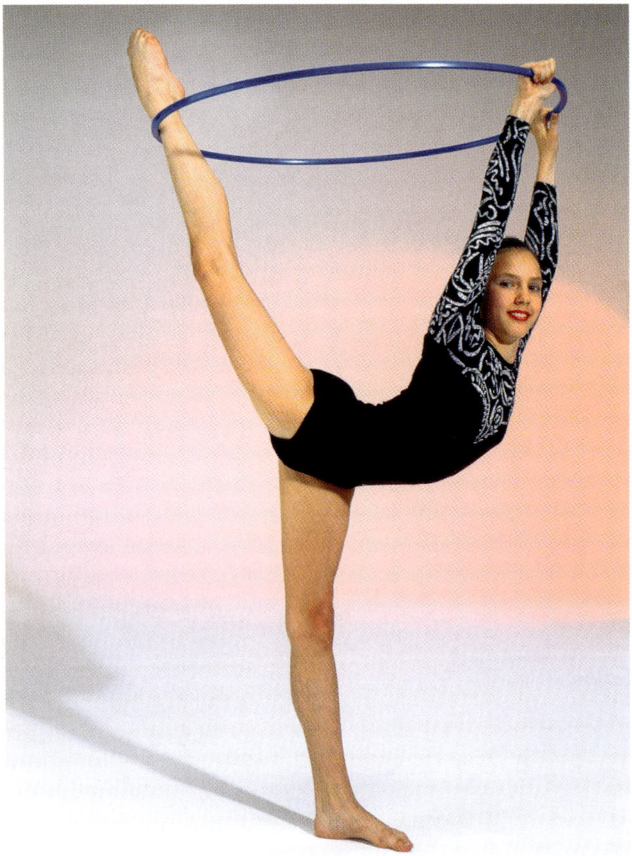

▲
Extreme Wirbelsäulenbewegungen sind nur für gut trainierte Menschen möglich.

freihalten« oder ihm »die kalte Schulter zeigen«.
Ob uns »die Angst im Nacken sitzt«, oder wir »den Baum auf beiden Schultern verteilen«, lassen wir nun jemanden »den Buckel herunterrutschen« und müssen dafür anschließend »schwer an unserem Schicksal tragen«…
Unsere Sprachkultur hat viele solcher sinnbildlichen Sätze, die darauf hinweisen, was unser Rücken unter bestimmten Umständen, in unterschiedlichen Lebensphasen oder Lebenssituationen leisten muss.

Diese alten Weisheiten haben heute vielleicht mehr Bedeutung als früher. Denn, konnten unsere Vorfahren höchstens vermuten, dass es einen Zusammenhang zwischen Körper und Psyche gibt, so kann man mit der Medizin von heute den wissenschaftlichen Beweis von psychischer Belastung und dem entstehenden Einfluss auf unseren Körper antreten. Durch moderne Untersuchungsmethoden können Stresshormone und Veränderungen, die im Körper entstehen, nachgewiesen werden.
Das Verhüten von Stressfaktoren und ein Ausgleich von Anspannung und Entspannung sind wichtig für einen gesunden Körper und damit für einen gesunden Rücken. Dabei ist Stress nicht ausschließlich negativ zu bewerten. Zum großen Teil ist es abhängig von unserer eigenen Einstellung, ob Stress negativ wirkt, oder ob wir ihn vielleicht als positiven Energiekick nutzen können.

Wenn Sie Ihr individuelles Wirbelsäulenprogramm aus diesem Übungsbuch zusammenstellen, berücksichtigen Sie Folgendes:
Ein ausgewogenes Rückentraining sollte aus Kräftigungsübungen, Beweglichkeitsübungen, Dehn- und/oder Entspannungsübungen bestehen. Damit haben Sie alle Aspekte berücksichtigt, die ein Training effektiv machen. Wenn Sie diese Regel einhalten, profitiert Ihr Rücken auf jeden Fall davon.
So können Sie schon mit einem täglichen Fünf-Minuten-Programm viel bewegen – und das im wahrsten Wortsinn.

Bau und Funktion der Wirbelsäule

24 einzelne Wirbelkörper erlauben unserem Rücken sowohl aufgerichtet als auch in vielfältiger und unterschiedlicher Weise zu agieren.
Davon gehören, von oben nach unten,

- sieben zur Halswirbelsäule,
- zwölf zur Brustwirbelsäule,
- fünf zur Lendenwirbelsäule.

Den Abschluss bilden

- das Kreuzbein und
- das Steißbein.

Viele einzelne Wirbelgelenke lassen Bewegung zu, Zwischenwirbelscheiben, auch Bandscheiben genannt, dämpfen beim Gehen, Laufen oder Springen »Stöße« ab. Der knorpelige Faserring, aus dem die Bandscheibe besteht, mit einem Gallertkern in der Mitte, sorgen für diese Stoßdämpfung.
Ist der Rücken in einer aufrechten Position, türmen sich die einzelnen Wirbelkörper in einer doppelt-s-förmigen Verbindung übereinander, fast wie ein etwas unregelmäßiger »Bauklötzchenturm«. Das Innere des Turms verfügt über einen Hohlraum, den Wirbelkanal. In diesem Kanal liegt ein starker Nervenstrang – das Rückenmark. Vom Gehirn aus zieht das Rückenmark bis zum unteren Ende der Wirbelsäule. Zwischen den einzelnen Wirbelkörpern treten vom Rückenmark periphere Nerven aus, die unseren Körper mit den nötigen Impulsen versorgen. Über diese Nervenbahnen empfangen wir aber auch Hautreize aus der Peripherie. Es wird uns Hitze, Kälte oder Schmerz gemeldet. Aber auch Streicheleinheiten nehmen die Hautrezeptoren auf und melden den Empfang an unser Gehirn. Sie werden damit an unser Bewusstsein weitergeleitet und so wahrgenommen. Unsere Organe bekommen über den Nervenweg Funktionsimpulse, die Muskulatur erhält Bewegungsimpulse.
Gerät nun das physiologische Gleichgewicht unserer Wirbelsäule einmal ins Wanken – dafür gibt es unterschiedliche Gründe –, kann sich der Abstand zwischen den einzelnen Wirbelkörpern verringern. Die Austrittsstelle der peripheren Nervenbahnen verkleinert sich und die entsprechende Nervenfaser findet an ihrer Austrittsstelle weniger Raum. So wird sie irritiert und gereizt. Beschwerden

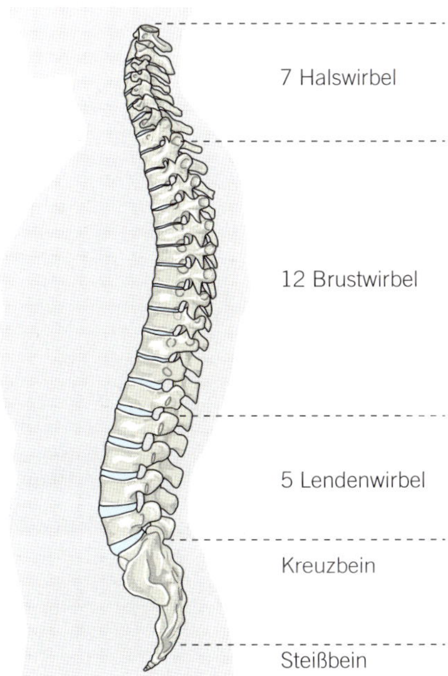

Die Wirbelsäule in Seitperspektive.

und Schmerzen treten auf, es kann ein Kreislauf beginnen: Schmerz sorgt für weitere Verspannung der Muskulatur, Verspannung der Muskulatur sorgt weiterhin für Schmerz.
Viele Gründe können zu dieser Störung im Wirbelsäulenfunktionsgleichgewicht führen.

Muskulatur und Muskeltonus

Unsere quer gestreifte Skelettmuskulatur bestimmt, nachdem sie einen Nervenimpuls erhalten hat, die Bewegungsrichtung unserer Gelenke. Ob wir unseren Arm beugen, strecken oder nach hinten führen, bestimmen wir je nach Bedarf. Das gilt auch für unseren Rücken. Egal, ob wir uns vorwärts beugen oder nach hinten schauen – das bestimmen wir eben auch nach Bedarf. Diese Funktion des Rückens wird möglich, weil unsere Wirbelsäule – ebenso wie unsere großen Gelenke auch – aus unterschiedlichen gelenkigen Verbindungen und dazugehöriger Muskulatur besteht. Jeder einzelne Wirbel besitzt unterschiedliche Gelenkflächen. Diese bilden mit dem jeweils darüber beziehungsweise darunter liegenden Wirbel eine gelenkige Bewegungseinheit. Versorgt mit Muskulatur unterschiedlicher Größe und Form, entsteht ein Bewegungsfeld mit unendlicher Vielfalt. So ziehen viele kleine Muskelgruppen, fast wie eine Art Netz, von Wirbelgelenk zu Wirbelgelenk. Wieder andere Muskeln »verweben« sich flächig; in einer weiteren Muskelschicht darüber liegen die großen Rückenmuskeln, die den äußeren Abschluss bilden.
Dieses gut durchdachte Geflecht von Muskulatur bietet uns zum einen die Möglichkeit der feinen detaillierten Bewegungen, zum anderen haben wir durch unser Muskelgewebe so etwas wie ein Stützkorsett. Dieses Korsett ermöglicht es uns aufrecht zu stehen oder unseren Oberkörper beim Sitzen gerade zu halten. Aber genauso gut können wir uns beugen, drehen und wenden. Unser Nervensystem steuert mit – zum Teil bewusst, zum Teil unbewusst. Wollen wir uns zum Beispiel vorwärts beugen, um den Schnürsenkel zu binden, setzt sich eine bewusst willentlich gesteuerte Bewegungskette in Gang. Muskulatur kon-

Oberflächliche Rückenmuskulatur.

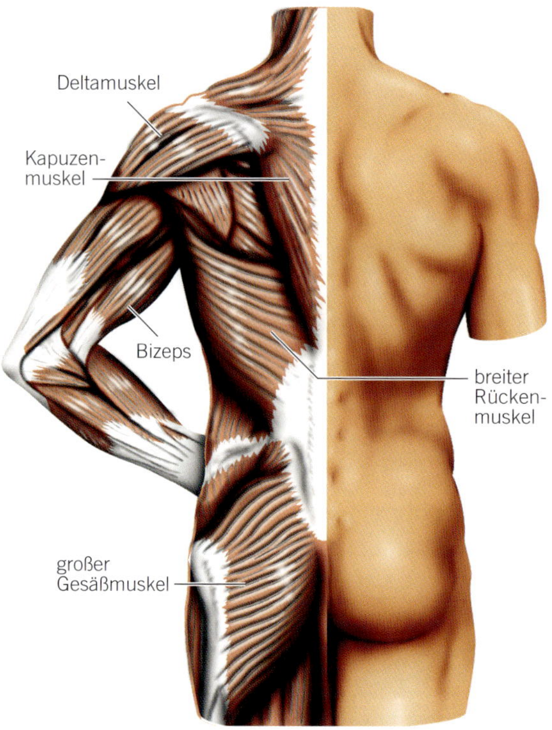

trahiert, Gelenke folgen der Bewegung, alles wird feinmotorisch aufeinander abgestimmt, damit der Schuh eine ordentliche Schleife erhält.
Treten wir hingegen versehentlich auf einen spitzen Stein, geraten dabei leicht ins Wanken und unsere Schmerzrezeptoren melden Warnung an unser Gehirn, läuft eine reflektorische Schutzbewegung ab. In Bruchteilen von Sekunden spannt die Muskulatur im Bein an, der Fuß hebt sich schnell und tritt auf eine »gefahrlose« Stelle ohne Stein. Unser Gleichgewichtsorgan balanciert uns aus, damit wir möglichst nicht stürzen. Erst danach bekommen Gehirn und Bewusstsein eine Meldung über das Geschehen. So läuft ein Schutzreflex in der Bewegung ab.
Aber auch wenn es scheint, als würden wir uns nicht bewegen, eben beim Sitzen am Schreibtisch, beim Warten auf den Bus oder in der Warteschlange an der Kasse des Supermarktes, wird unsere Muskulatur durch das Nervensystem versorgt. Es besteht so etwas wie ein Teilkontraktionszustand, der Muskeltonus. Diese physiologische Muskelspannung sorgt sowohl dafür, dass wir aufrecht gehen wie auch dafür, dass wir unsere Augen offen halten können, ohne darüber nachdenken zu müssen.
Die Funktionen unseres Körpers laufen so nach einem faszinierenden und fein abgestimmten Bau- und Konstruktionsplan ab, spannend wie ein Krimi. Wenn in dem komplexen Funktionssystem allerdings eine Störung auftritt, kann es sein, dass eine Kettenreaktion ausgelöst wird, bei der Ursache und Wirkung verschwimmen, und es nicht eindeutig ist, welche Störung zuerst auftrat.

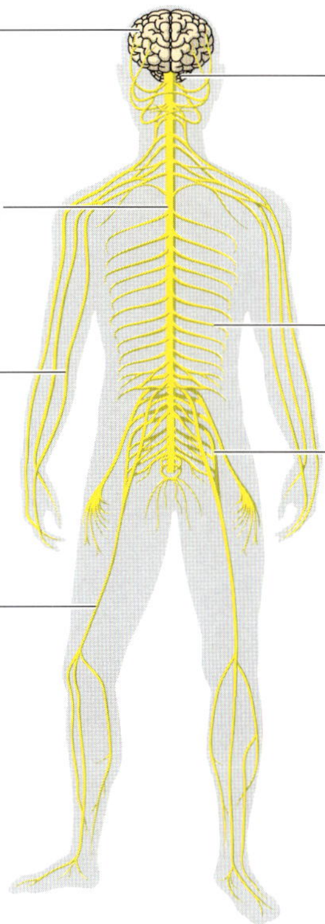

▲ **Periphere Nervenbahnen.**

Das nun Folgende ist ebenso spannend: Es ist also durchaus möglich, dass das Bewegungsdefizit aufgrund einer eingeschränkten Drehbeweglichkeit der Brustwirbelsäule durch eine Mehrbewegung des Schultergelenks ausgeglichen wird. Die langfristige Mehrarbeit der Schulter meldet nun Beschwerden. Die Ursache ist aber in der Brustwirbelsäule zu finden.
Ein weiteres Beispiel: Fehlt es den Hüftgelenken an nötiger Rotationsvielfalt, folgt hier meist ein Ausgleich über den unteren Rücken. Mit anderen Worten, es ist absolut denkbar, dass Beschwerden der Lendenwirbelsäule ihren Ursprung in unbeweglichen Hüftgelenken haben.
Alles in unserem Körper hängt irgendwie

zusammen und unterstützt sich in seiner Funktion gegenseitig.
So können wir zur Veranschaulichung noch einen Schritt weiter gehen. Wie ist es denn, wenn uns Magenschmerzen plagen? Leicht beugen wir dann den oberen Rücken vor und halten die Hände vor dem Bauch. Diese vorgebeugte Haltung verändert unsere Atemtiefe. Wir atmen nicht mehr so tief ein und aus wie es eigentlich vorgesehen ist. Das Lungenvolumen wird nicht voll ausgeschöpft, das Zwerchfell hebt und senkt sich in geringerem Maße, die sonst dadurch entstehende »Organmassage« bleibt aus. So hat die gesunde Funktion unserer Organe Einfluss auf die ausgewogene Atmung und umgekehrt. Organfunktion beeinflusst die Haltung des Rückens, das wiederum den Muskeltonus. Ein physiologischer Muskeltonus ist wichtig für einen beschwerdefreien Rücken. Ein effektives und ausgewogenes Wirbelsäulentraining hilft uns dabei, diese Zusammenhänge wahrzunehmen und zu erkennen. Mit einfachen Mitteln können wir unseren Körper unterstützen, gesund und fit zu bleiben. Gesunde, ausgewogene Ernährung, ausreichende Flüssigkeitszufuhr, Bewegung und ausgleichende Entspannung sorgen dafür, dass unsere Gesundheit erhalten bleibt.
Viele Asiaten sind der Meinung:
der Körper sei der Tempel der Seele; und das ist sicher ein guter Grund, dieses einzigartige Bauwerk stets umfassend zu versorgen.

Wichtig für Wirbelsäule und Gelenke: ausreichend trinken!

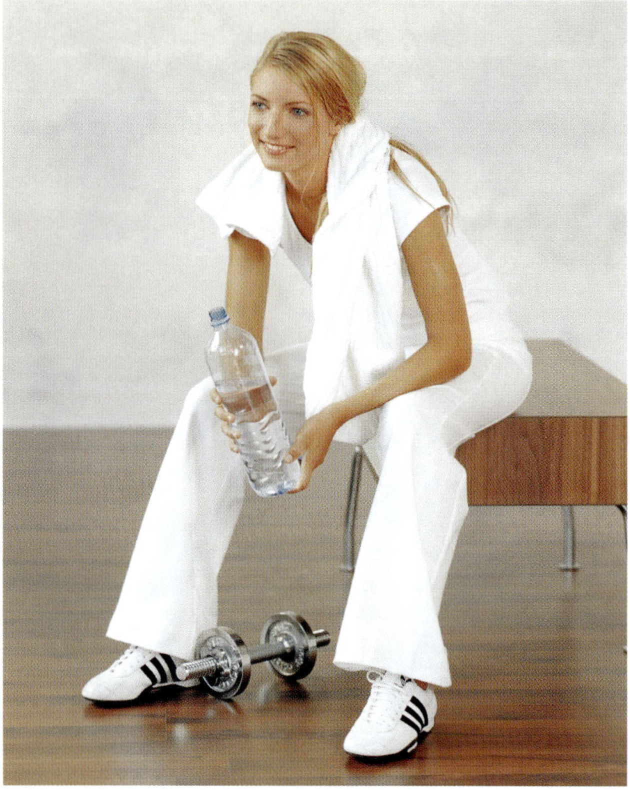

Welche Beschwerden kennen wir?

Zu lange am Schreibtisch gesessen, keine oder zu wenig Pausen bei der Arbeit gemacht, eben noch schnell diesen Brief zur Post gebracht und, weil es ja sowieso auf dem Weg liegt, noch etwas Brot für das Abendessen eingekauft, dann kann man doch auch gleich noch die Jacke aus der Reinigung holen und für Samstag die Bestellung an den Partyservice in Auftrag geben …! Es gibt viele Gründe, die uns in Anspannung versetzen, psychisch wie physisch, und uns dadurch einen verspannten Nacken bescheren. Verspannte Nackenmuskulatur wiederum kann uns Kopfschmerzen bereiten. Der Schmerz löst langsam eine Kettenreaktion aus, und nach und nach verspannt unsere gesamte Rückenmuskulatur. Und nun genügt es, sich einmal kurz vorzubeugen, und plötzlich, beim Versuch sich wieder aufzurichten, durchfährt ein stechender Schmerz unseren Rücken: Hexenschuss – so die Bezeichnung im Volksmund. Unsere Vorfahren konnten sich diese urplötzliche und so durchgreifende Bewegungseinschränkung nicht erklären und glaubten an Hexenzauber. Dabei sind die Gründe ganz irdischer Natur. Eine nicht beachtete Wirbelsäulenfehlstellung kann ebenso Ursache sein wie eine Unterkühlung der Rückenmuskulatur. Bei einer Wirbelsäulenfehlstellung gerät das statische wie auch das muskuläre Gleichgewicht der Wirbelsäule in eine Dysbalance. Und damit ändert sich auch der physiologische Muskeltonus. Eine unausgeglichene Bewegung zu viel, und er ist da – der Rückenschmerz, der Hexenschuss, die Ischiasreizung oder die Schiefhalsstellung!

Was genau unserem Rücken fehlt, wenn er uns mit Schmerzen um Hilfe ruft, sollte auf jeden Fall ein Arzt feststellen und diagnostizieren. Nach der Diagnose ist es sinnvoll, in Zusammenarbeit mit dem Arzt eine entsprechende Therapie zu erarbeiten. Wenn die akuten Beschwerden abgeklungen sind, kann das eigene Übungskonzept beginnen. Optimal, wenn wir mit der Zeit lernen auf unser Körperwarnsystem zu hören und bei Zeiten beginnen, durch Bewegungs- oder Entspannungsausgleich Beschwerden vorzubeugen. Denn das ist in jedem Fall der einfachere Weg. Auch wenn wir hier erst einmal Zeit investieren, so bekommen wir diese Investition durch die Gesundheit unseres Körpers wieder zurück.

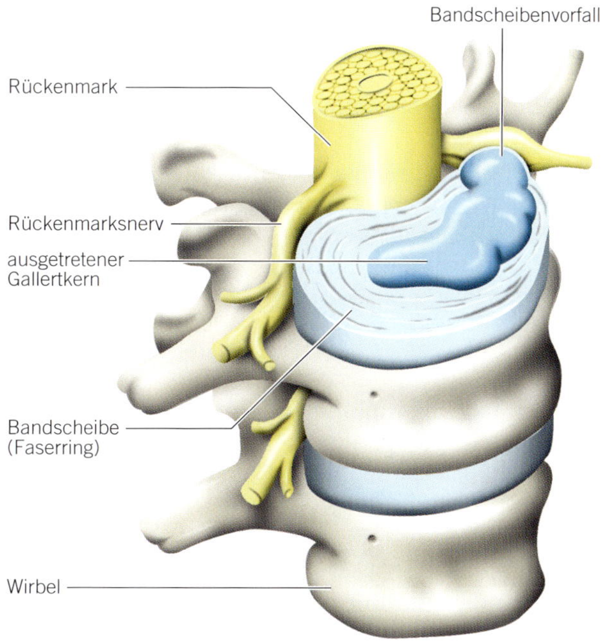

▲ **Teil der Wirbelsäule.**

Bewegung hält beweglich

Sollte der Begriff Gesundheit auf eine kurze Formel gebracht werden, so könnte diese Formel folgendermaßen aussehen:

Gesundheit = ausgewogene Ernährung + ausgleichende Bewegung + ausreichende Entspannung.

Bewegung nimmt also einen wichtigen Platz ein, wenn es um unsere Gesundheit geht.

Wir verbessern die Durchblutung und die Sauerstoffversorgung unseres Körpers. Durch eine verbesserte Durchblutung wird der gesamte Bewegungsapparat, die Muskulatur und Knochen sowie die Körperorgane besser ernährt. Auch das Gehirn profitiert von dieser verbesserten Versorgung. So steigern wir unsere Denk- und Merkfähigkeit. Bewegung fördert unter anderem über die Ausschüttung von unterschiedlichen Botenstoffen den Stressabbau. Bewegung hilft, unterschiedlichen, zum Teil alterungsbedingten degenerativen Erkrankungen wie Arthrose vorzubeugen. Denn durch Bewegung können die vielen verschiedenen Gelenke Synovialflüssigkeit (»Gelenkschmiere«) bilden, die für Funktionsfähigkeit und Beschwerdefreiheit sorgt. Bewegung hat in vielerlei Hinsicht einen »Anti-Aging-Effekt«. Leichtigkeit in der Bewegung hat nicht nur optisch eine jugendliche Wirkung, funktionell und für uns von Vorteil ist Beweglichkeit allemal.

Auch gesunde, ausgewogene Ernährung ist wichtig.

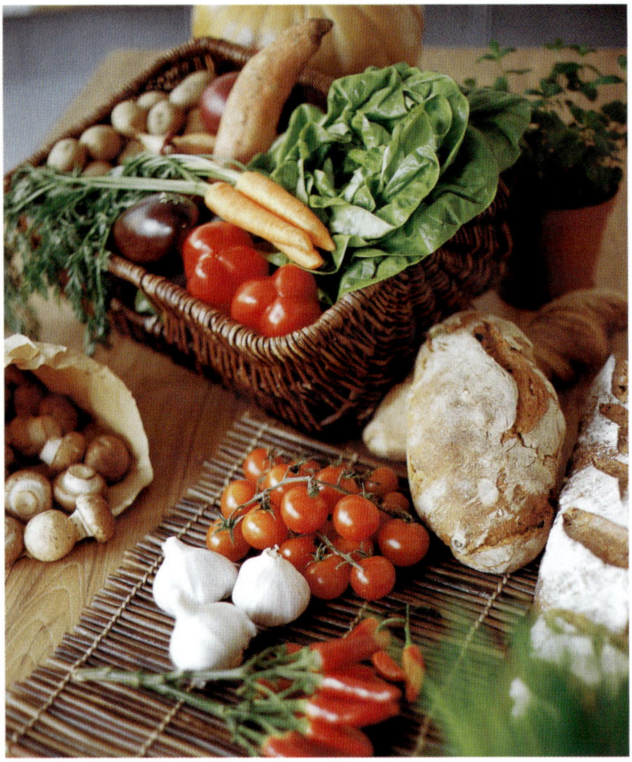

Körperwahrnehmung

Es sind nicht nur viele Wege, die uns nach Rom führen, sondern auch das Bewegungsprogramm für einen gesunden Rücken kennt viele Varianten, um uns ans Ziel zu bringen. Ein sicherlich wesentlicher Punkt bei allem Üben ist: Lernen Sie auf sich und Ihren Körper zu hören. Suchen Sie sich – zumindest für den Anfang Ihres Wirbelsäulentrainings – Übungen, die Ihnen leicht fallen und Spaß machen. Überfordern Sie sich nicht. Insbesondere wenn Ihr Rücken bereits Beschwerden macht, sollten Sie unbedingt einen Arzt zurate ziehen und fragen, was Sie tun können, damit es Ihnen und Ihrer Wirbelsäule wieder gut geht, und was Sie auf jeden Fall vermeiden sollten, um Beschwerden vorzubeugen und zu verhindern.

Versuchen Sie herauszufinden, welche der Übungen für Ihren Rücken wohltuend sind, welche nicht, zumindest im Moment nicht. Das kann sich nach einiger Zeit des Übens immer wieder ändern.

Sollten Schmerzen oder Unbehagen bei einer Übung eintreten, brechen Sie diese Übung ab. Schmerzen sind in jedem Fall

ein Warnsignal. Lassen Sie sich, je nach Ihrem Tagesablauf und Tagesform, Zeit bei Ihren Rückenübungen. Wenn die Zeit einmal knapp sein sollte, sind zehn Minuten effektives und bewusstes Training besser als zwanzig Minuten, in denen Sie die Übungen gehetzt ausführen. Die Muskulatur benötigt Zeit für die Anspannungs- und Entspannungsphase. Wenn sie diese Zeit nicht bekommt, hat Ihr Wirbelsäulentraining weniger Erfolg. Suchen Sie sich kurze Übungszeiten von zehn oder fünfzehn Minuten, zum Beispiel morgens nach dem Aufwachen einige Übungen für die Beweglichkeit und in der Mittagspause ein oder zwei Übungen für die Kräftigung. Oder finden Sie am Abend besser Zeit einige der Übungen auszuführen. Finden Sie Ihren eigenen Übungsplan. Denn auf jeden Fall gilt: Fünf Minuten Training sind immerhin besser als nichts. Lassen Sie sich Zeit, Ihren Übungsrhythmus zu finden, und bauen Sie ihn dann in regelmäßiges Üben um. Nach und nach werden Sie spüren, dass Bewegung Ihnen gut tut und eine Art »Frühwarnsystem« gegen Rückenbeschwerden entwickeln. Ihr Körper meldet sich dann beizeiten und fordert Sie zum Üben auf. Seien Sie mit Ihrer gesamten Aufmerksamkeit bei Ihrem Rückentraining, das erhöht die Wirkung. Atmen Sie während des Übens stets gleichmäßig und in Ihrem eigenen Atemrhythmus ein und aus.
Um das Wahrnehmen Ihrer Wirbelsäule zu erleichtern, nehmen Sie sich zu Beginn ein Handtuch und wickeln es der Länge nach auf. So entsteht eine circa neunzig Zentimeter lange und circa drei Zentimeter dicke Rolle. Legen Sie diese Handtuchrolle der Länge nach auf Ihre Übungsmatte. Setzen Sie sich nun mit Ihrem Steißbein auf das untere Ende dieser Rolle und legen Sie sich langsam Wirbel für Wirbel mit ihrem Rücken auf das Handtuch, bis Sie mit dem Kopf den Boden erreichen. Bleiben Sie einen Moment auf dieser Stoffrolle liegen und spüren Sie dabei die Mitte Ihres Rückens – Ihre Wirbelsäule.
Nach etwa drei bis fünf Minuten legen Sie das Handtuch zur Seite und legen sich erneut auf den Boden, um noch einmal Ihre Wirbelsäule zu spüren. Diese kurze Wahrnehmungsübung kann Ihnen bei dem nachfolgenden Rückentraining

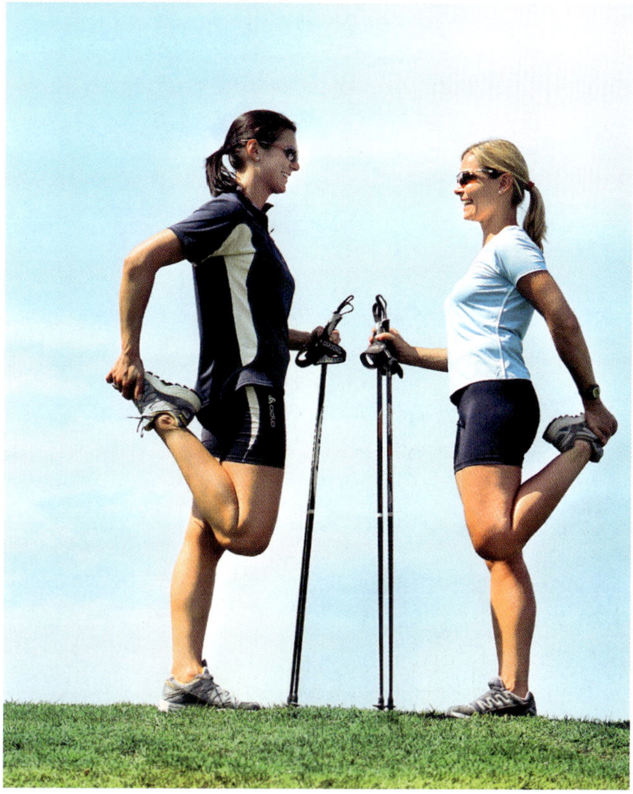

▲ **Gute Körperwahrnehmung schützt vor »falschen« Bewegungen.**

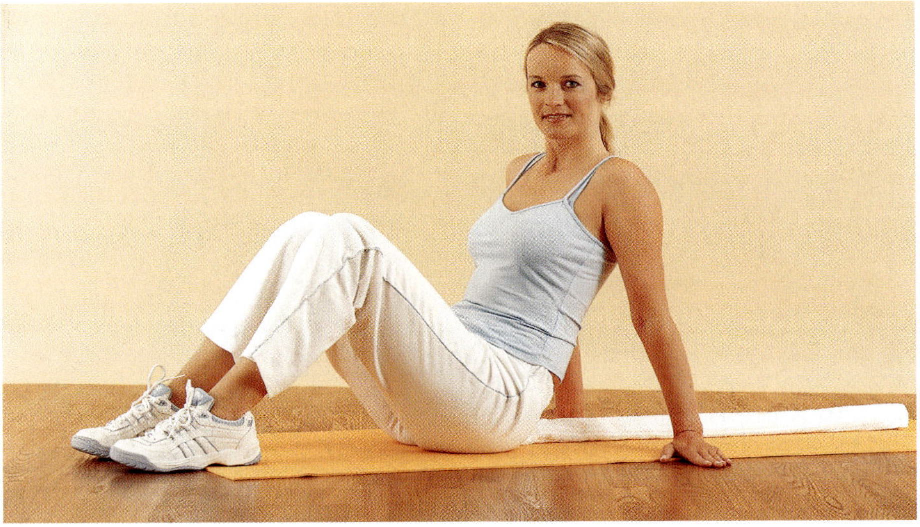

Die Wirbelsäule auf einer Handtuchrolle spüren, das schult die Wahrnehmung.

helfen, Ihre Aufmerksamkeit bewusst auf Ihre Wirbelsäule zu lenken.

Bevor Sie mit dem Üben beginnen

Zu einer gesunden Rücken- bzw. Wirbelsäulenfunktion gehört einerseits eine starke Muskulatur, die uns in der Aufrechten zu stützen vermag. Andererseits muss diese Muskulatur aber auch entspannt genug sein, um alle Bewegungsmöglichkeiten zuzulassen. So müssen wir beim Üben berücksichtigen, dass wir unsere Muskulatur kräftig erhalten oder wieder kräftigen und sie andererseits auch Zeit bekommt sich zu entspannen und zu dehnen. Das bedeutet, eine Auswahl an verschiedenen entsprechenden Übungen zu treffen.

Die Übungen in diesem Buch geben Ihnen eine Auswahl und sollten nicht unbedingt der Reihenfolge nach geübt werden. Sondern optimal für einen gesunden Rücken wäre, ein abwechslungsreiches Trainingsprogramm zu gestalten, und aus jedem Thema ein, zwei oder mehrere Übungen auszuwählen. So sind alle Bedingungen erfüllt, um die Vielfalt an Bewegungsmöglichkeiten mit entsprechenden Übungen zu bedienen.

Ich habe bewusst einfache und sanfte Rückenübungen ausgewählt. So sind sie leicht nachvollziehbar und auch für Anfänger gut geeignet. Dosieren oder steigern können Sie Ihr Programm durch die Anzahl der Wiederholungen beim Üben.

Atmen Sie, auch wenn es zu Anfang vielleicht manchmal trotzdem anstrengend wird, stets gleichmäßig weiter. Optimal ist es, wenn Sie bei Anstrengung ausatmen und dann gleichmäßig weiteratmen, um Ihren eigenen Atemrhythmus nicht zu stören.

Und dann kann es auch schon losgehen. Viel Spaß!

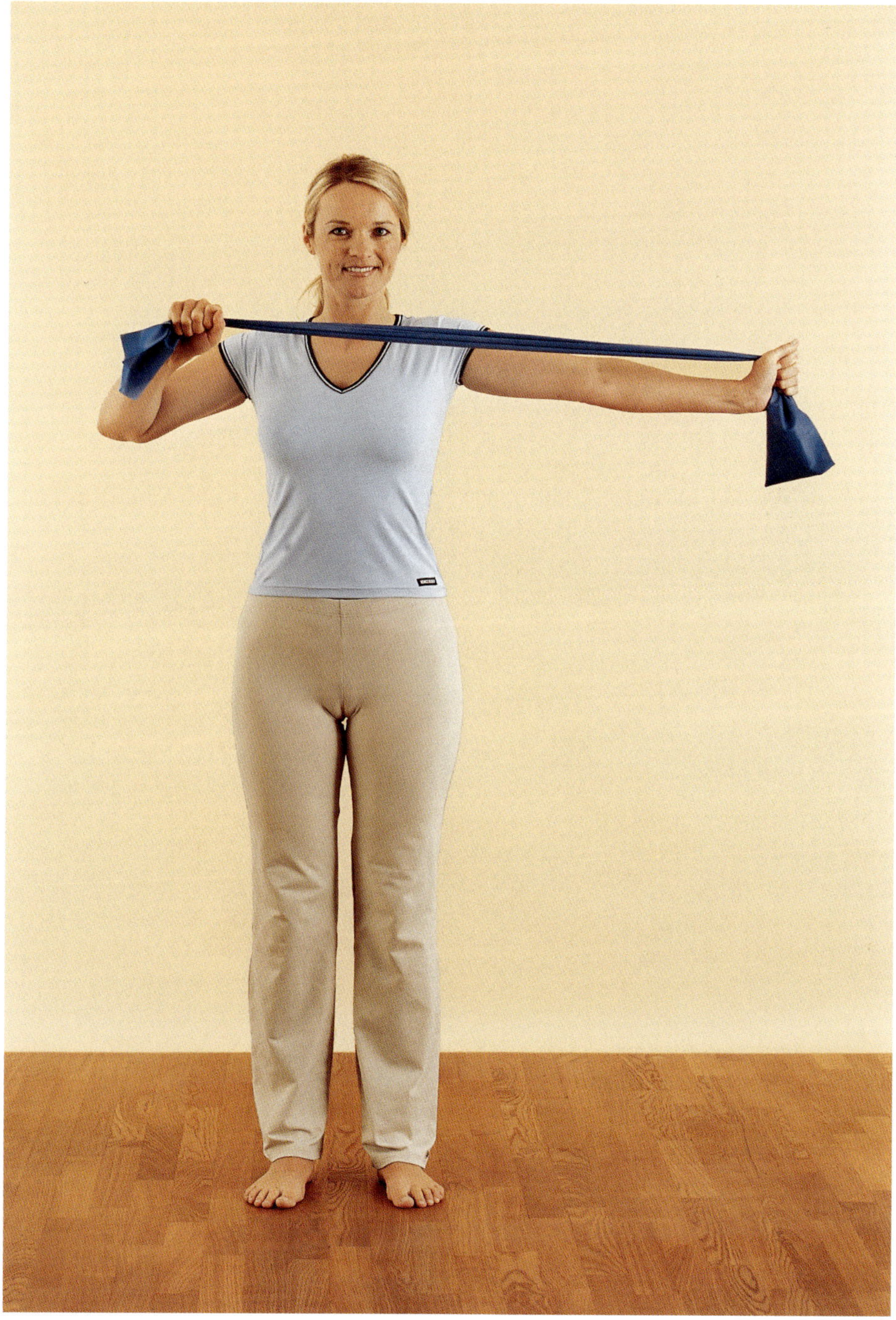

Kräftigung mit dem Theraband.

Übungsprogramme

Optimalerweise setzt sich ein Wirbelsäulentraining aus den drei folgenden Trainingseinheiten zusammen. Das sind zum einen Übungen zur Kräftigung der Muskulatur, die uns einen stabilen Halt geben. Weiterhin sorgen Dehn- und Beweglichkeitsübungen dafür, dass Bewegungseinschränkungen vorgebeugt oder abgebaut werden. Entspannungs- und Atemübungen sind für einen ausgeglichenen Muskeltonus und stärken die Organfunktion. Aus diesem Grund ist es empfehlenswert, Übungen aus diesen drei Trainingsprogrammen zu kombinieren, um das Beste für Ihren Rücken zu erreichen.

Übungen zur Kräftigung des Rückens

Um das muskuläre Korsett in Funktion zu halten, benötigen wir sowohl Übungen, die kräftigen, so genannte Muskelaufbauübungen, als auch Übungen, die unsere Beweglichkeit erhalten. Übungen für die Beweglichkeit von Wirbelsäule und Gelenken werden ab Seite 35 beschrieben.

In Bauchlage

- Begeben Sie sich in Bauchlage auf eine Gymnastikmatte oder eine Decke (viele dieser beschriebenen Übungen können Sie übrigens auch in Ihrem Bett ausführen). Ihre Zehen stellen Sie auf, Ihre Hände liegen unter der Stirn, die Ellenbogen zeigen zur Seite.

Um Ihren unteren Rücken zu schützen, stellen Sie sich vor, dass Sie Ihren Bauchnabel fest zum Boden drücken, während Sie nun damit beginnen, Ihren Oberkörper mit den Armen vom Boden abzuheben. Versuchen Sie bei diesem Abheben des Oberkörpers auszuatmen, und beim Absenken wieder einzuatmen, falls das nicht mit Ihrem eigentlichen Atemrhythmus übereinstimmt.

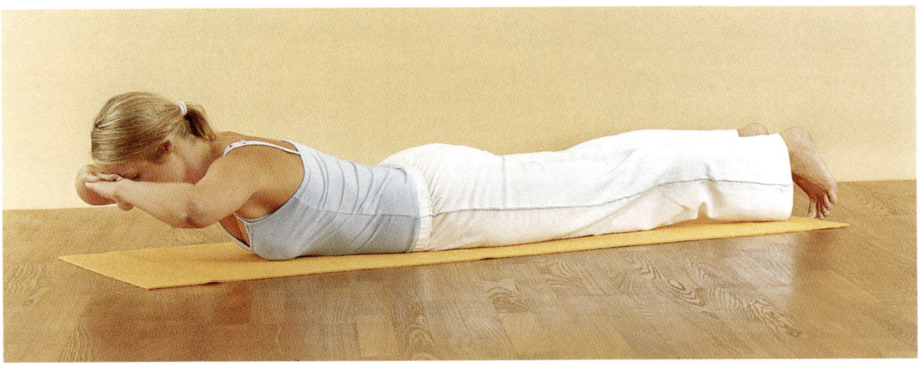

Kräftigungsübung in der Bauchlage.

Denken Sie daran, dass Sie bei allen Ihren Übungen stets gleichmäßig weiteratmen und den Atem während des Trainings nicht anhalten.
Wenn Sie Anfänger sind, wiederholen Sie diese Übung 5-mal, und steigern Sie je nach Geübtheitsgrad auf bis zu 30 Wiederholungen.

- Bleiben Sie in der Bauchlage und lassen Sie Ihre Hände unter der Stirn liegen, strecken Sie die Beine aus und stellen Sie Ihre Zehen auf dem Boden auf. Denken Sie wieder daran Ihren Bauchnabel fest gegen den Boden zu drücken. Heben Sie dann Ihr gestrecktes rechtes Bein zuerst nach oben und legen Sie es danach zum Boden zurück. Die Bewegung muss nicht groß sein. Um Ihr Muskeltraining effektiv zu gestalten, folgen Sie den Muskelkontraktionen mit Ihrer Aufmerksamkeit. Wiederholen Sie auch diese Bewegung anfangs 5-mal und steigern die Anzahl der Bewegungen bis zu 30-mal. Denken Sie daran, während Ihres Trainings stets gleichmäßig weiterzuatmen. Spüren Sie Ihrer Übung, in diesem Fall im Bereich unterer Rücken, Gesäß und Oberschenkelmuskulatur, nach. Führen Sie anschließend die gleiche Übung mit dem linken Bein aus.

- Verbleiben Sie weiterhin in der Bauchlage, stellen Sie Ihre Zehen wieder auf den Boden und ziehen Ihre Hände unter der Stirn hervor. Lassen Sie die Hände rechts und links neben Ihrem Kopf liegen und zwar so, dass die Handkanten zum Boden, die Daumen in Richtung Zimmerdecke und die Ellenbogen nach unten in Richtung Becken zeigen. Den Bauchnabel drücken Sie wieder zum Boden und mit Ihrer Ausatmung beginnen Sie den Oberköper vom Boden abzuheben, die Daumen ziehen dabei in Richtung Zimmerdecke. Das ist eine gute Kräftigungsübung für Ihren mittleren Rücken. Wiederholen Sie anfangs 5-mal.

- Sie bleiben in der Bauchlage, Ihre Zehen bleiben aufgestellt, die Hände neben dem Kopf, die Handinnenflächen zeigen dieses Mal zum Boden und die Ellenbogen zur Taille. Ihr Bauchnabel drückt sich wieder gen Boden und Sie beginnen langsam – indem Sie ausatmen – Ihren Kopf und Oberkörper etwas vom Boden abzuheben. Ziehen Sie den rechten Ellenbogen zur Taille und wieder in die Ausgangsstellung zurück. Wieder-

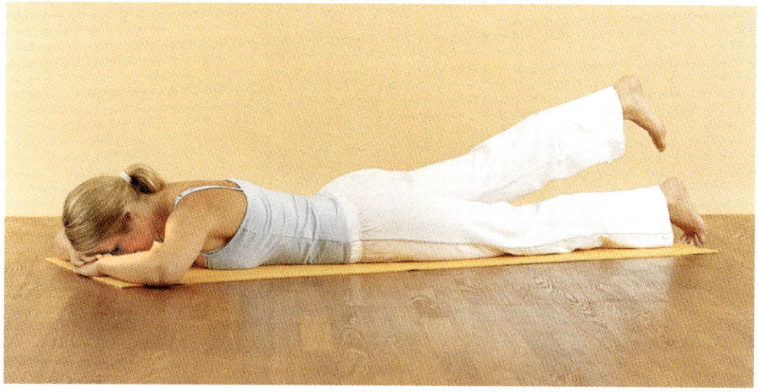

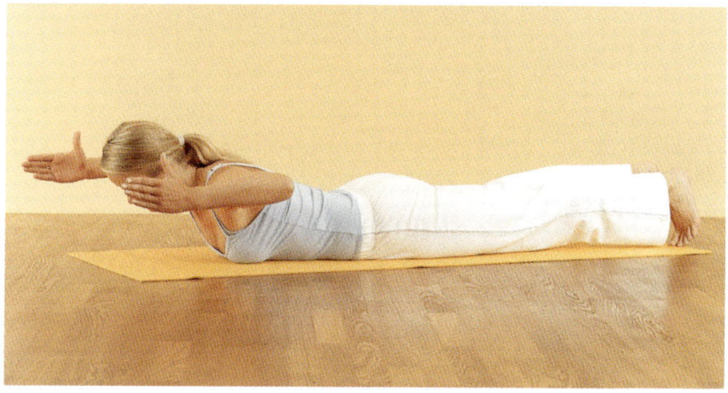

▲ **Kräftigungsübungen für den oberen und unteren Rücken.**

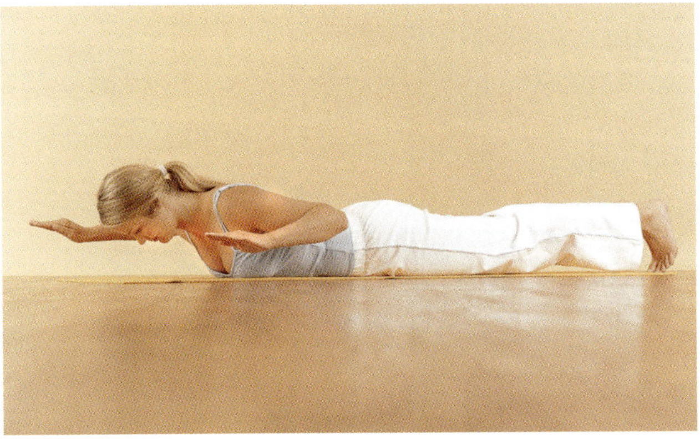

▲ **Kräftigung für die Schulterpartie.**

holen Sie: Kopf und Oberkörper heben vom Boden ab und der Ellenbogen führt die Bewegung erneut aus, er zieht zur Taille und wieder zurück.
Diese Übung für die obere Rückenmuskulatur führen Sie 5-mal aus und wiederholen die gleiche Übung danach mit dem linken Ellenbogen.

▼ **Kräftigung der gesamten Rückenpartie.**

■ Bleiben Sie in der Bauchlage, legen Sie die Arme neben den Körper, die Knie sind gebeugt, die Füße zeigen zur Zimmerdecke. Drücken Sie Ihren Bauchnabel wieder zum Boden, heben Sie mit der Ausatmung Ihren Oberkörper etwas an und schieben gleichzeitig den rechten Fuß in Richtung Zimmerdecke. Atmen sie gleichmäßig weiter. Mit dieser Übung trainieren Sie die gesamte Rückenmuskulatur einschließlich der Gesäßmuskulatur. Wiederholen Sie 5-mal mit dem rechten Bein, danach 5 Wiederholungen mit dem linken Bein.

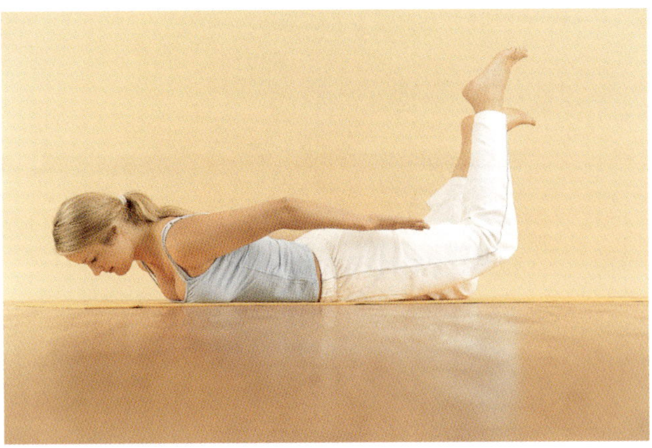

■ Sie bleiben weiterhin in der Bauchlage. Strecken Sie Ihre Arme vor (den Daumen der rechten Hand drehen Sie in Richtung Zimmerdecke). Ihre Beine und Füße sind ebenfalls ausgestreckt. Den Bauchnabel drücken Sie zum Boden. Heben Sie jetzt die linke Hand bzw. den linken Arm, der Daumen führt die Bewegung, und gleichzeitig das rechte gestreckte Bein vom Boden. Das stärkt die gesamte Rücken- und Schultermuskulatur in der Diagonalen. Wiederholen Sie diese Übung 5-mal mit der rechten Hand und dem linken Bein und wechseln Sie danach die Seiten.

■ Ihre Ausgangsposition ist wieder die Bauchlage. Stellen Sie Ihre Zehen auf die Matte und strecken Ihre Arme vor, Ihre Handinnenflächen zeigen zum Boden, auch der Bauchnabel ist wieder zum Boden gedrückt, der Oberkörper leicht angehoben. »Schwimmen« Sie nun mit den Armen gleichmäßig vorwärts. Wiederholen Sie diese Schwimmbewegung 5-mal, machen Sie eine kleine Pause und »schwimmen« Sie rückwärts mit Ihren Armen. Auch beim Rückwärtsschwimmen wiederholen Sie die Übung 5-mal. So stärken Sie mittleren Rücken, Schultern und Arme.

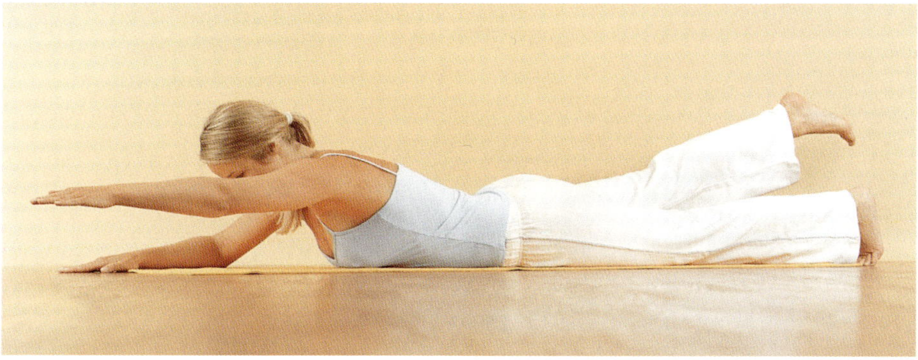

Diagonale Kräftigung.

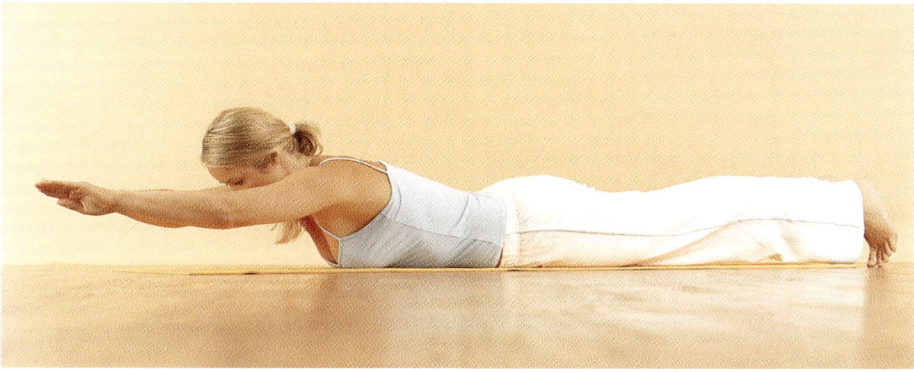

Mit den Armen schwimmen kräftigt den oberen Rücken und die Schultern.

■ Aus der Bauchlage legen Sie die Arme neben den Körper, heben Ihren Kopf leicht an und drücken den Bauchnabel wieder zum Boden. Ihre Beine sind gestreckt und etwas vom Boden abgehoben. Führen Sie beide Beine in die Grätsche und schließen Sie sie wieder. Wiederholen Sie die Übung 5-mal. So stärken Sie den gesamten Rücken und die Beinmuskulatur.

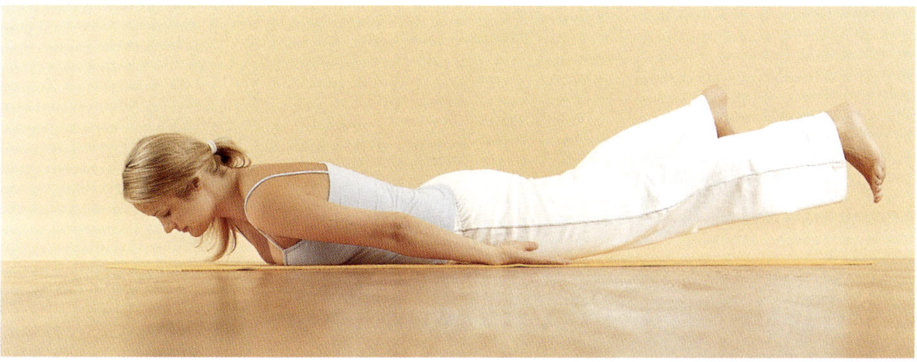

Das Grätschen und Schließen der Beine stärkt zusätzlich die Innenseite der Oberschenkel.

In Rückenlage

Als eine Art Gegenspieler der Rückenmuskulatur können wir die Bauchmuskeln bezeichnen. Sei es der gerade Bauchmuskel, der vom unteren Teil unseres Brustbeins bis zum Schambein zieht, oder die schräge Bauchmuskulatur, die im Bereich unserer Taille agiert. Sie unterstützen durch ihre Funktion einerseits unsere aufrechte Haltung, andererseits betreiben sie das Gegenspiel zu unseren Rückenstreckern, denn die Bauchmuskulatur sorgt dafür, dass wir uns zum Beispiel nach vorn oder zur Seite beugen können. Auch an den Drehbewegungen ist sie beteiligt. Zu einem guten Wirbelsäulentraining gehören Übungen, die diese Muskelgruppe kräftigen.

■ Begeben Sie sich für diese Übungen in die Rückenlage auf eine Gymnastikmatte oder Decke. Achten Sie darauf, dass die Unterlage bequem, aber nicht zu weich ist. So können Sie Ihre Wirbelsäule spüren und der Ausführung Ihrer Bewegungen mit Ihrer Aufmerksamkeit folgen.
Stellen Sie nun beide Füße auf die Matte, nehmen Sie Ihre Hände hinter Ihren Kopf und richten Sie sich langsam auf. Heben Sie den Kopf, die Arme und, wenn es geht, den Schultergürtel vom Boden ab. Falls Sie Trainingsanfänger sind, richten Sie sich erst einmal nur wenig auf und steigern nach und nach. Atmen Sie bei der Bewegung gleichmäßig weiter. Spüren sie, wie Ihr Bauchmuskel kontrahiert und Ihre Wirbelsäule sich gleichmäßig beugt.
Wiederholen Sie diese Übung zu Anfang 5-mal und steigern Sie Ihr Training wenn Sie mögen nach und nach.

■ Bleiben Sie in der Rückenlage und stellen Sie erneut beide Füße auf Ihre Unterlage. Ihre Hände haben Sie noch am Hinterkopf. Lassen Sie jetzt langsam beide Knie nach links kippen und legen Sie sie am Boden ab. Ihre Knie müssen den Boden nicht berühren. Führen Sie die Übungen stets nur so aus, dass Sie

Kräftigung der Bauchmuskulatur durch Aufrichten des Oberkörpers.

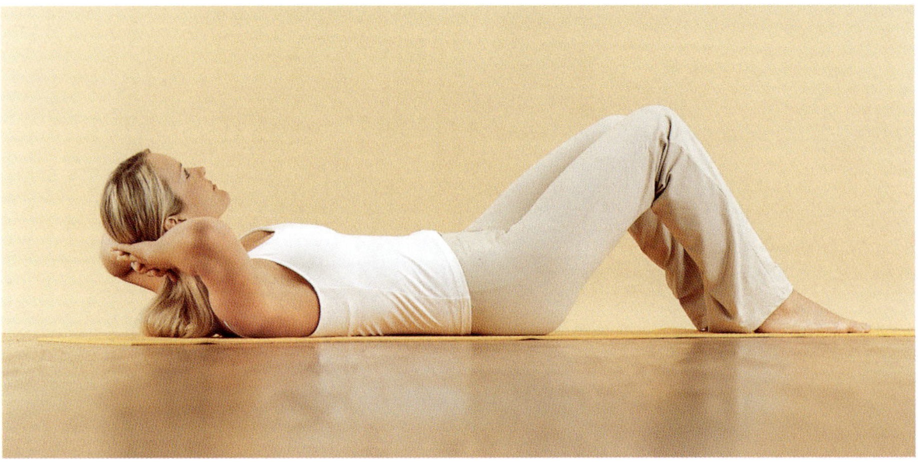

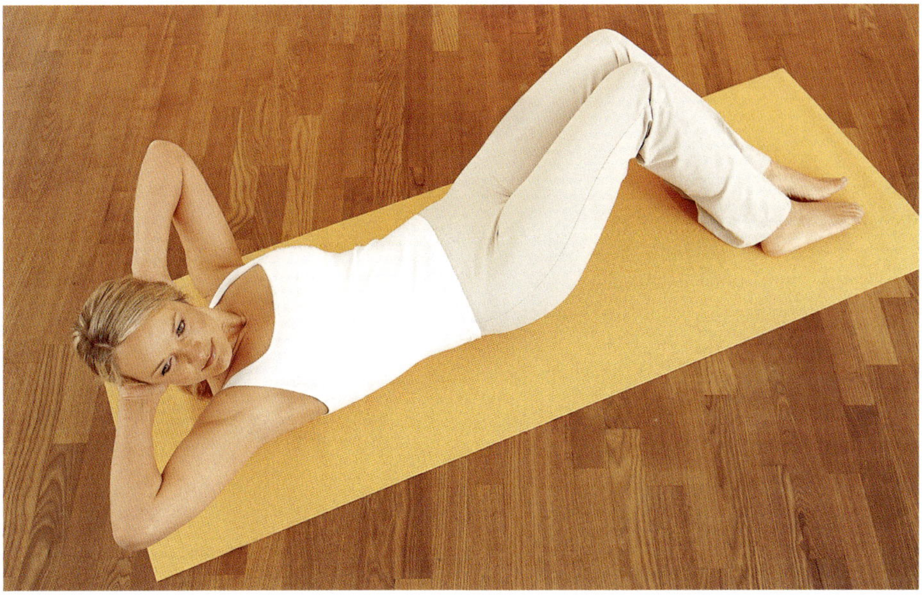

Kräftigung der schrägen Bauchmuskulatur.

Ihr persönliches Bewegungsausmaß beachten. Kopf und Oberkörper schauen geradeaus, beide Knie zeigen nach links. Beginnen Sie jetzt Ihren Oberkörper aufzurichten wie in der Übung davor. Das wiederholen Sie 5-mal, machen im Anschluss eine kleine Pause und wiederholen die gleiche Übung zur anderen Seite. Senken Sie dafür Ihre Knie zuvor aber nach rechts ab. Wiederholen Sie das Aufrichten auch auf dieser Seite 5-mal.

- Nehmen Sie Ihre Hände wieder hinter Ihren Kopf und stellen Sie Ihren linken

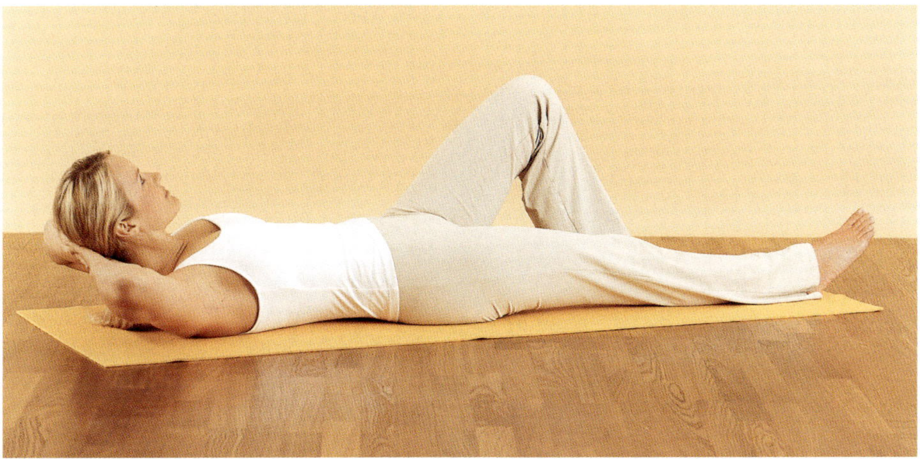

Die gerade Bauchmuskulatur wird gestärkt.

Fuß auf die Matte, Ihr rechtes Bein bleibt lang. Kommen Sie mit Kopf und Oberkörper nach oben in Richtung linkes Knie und senken Sie den Oberkörper anschließend wieder langsam ab. Folgen Sie mit der Aufmerksamkeit der Bewegung Ihrer Wirbelsäule. Wiederholen Sie diese Übung 5-mal. Nach einer kurzen Pause stellen Sie den rechten Fuß auf die Unterlage, lassen das linke Bein lang und richten sich mit dem Oberkörper auf in Richtung rechtes Knie.

- Legen Sie Ihre Hände, genauer gesagt die beiden Handrücken, unter Ihre Lendenwirbelsäule bzw. Ihren unteren Rücken. Stellen Sie zuerst einmal beide Füße wieder auf die Unterlage. Halten Sie mit Ihrer Bauchmuskulatur so viel Spannung, dass Ihr unterer Rücken leicht gegen Ihre Hände drückt. Diese Bauchmuskelspannung halten Sie nun während des Übens. Beginnen Sie Ihr rechtes Knie zu sich heranzuziehen, das linke Bein bleibt gestreckt. Dann wechseln Sie. Ziehen Sie das linke Knie zu sich heran und strecken Sie währenddessen das rechte Bein. Spüren Sie die Muskelspannung? Wiederholen Sie diese Übung 5-mal und atmen Sie dabei gleichmäßig weiter.

Oben:
Die Lendenwirbelsäule drückt gegen die Hände.

Unten:
Die Hände werden neben den Oberschenkeln geführt.

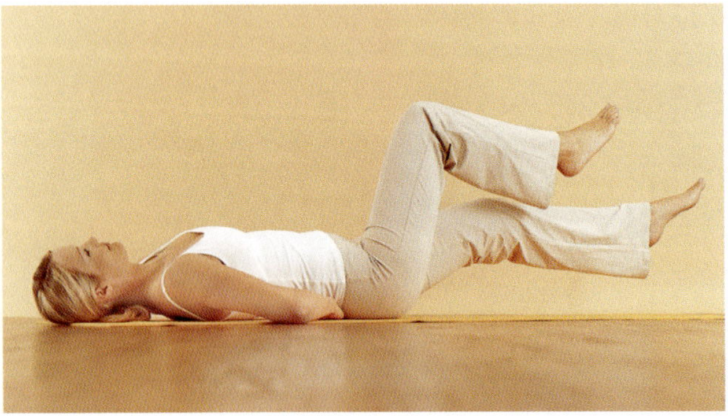

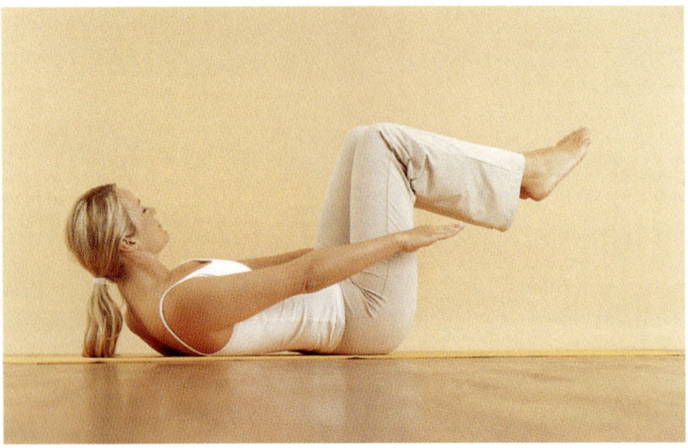

- Legen Sie die Hände neben den Körper und stellen Sie Ihre Füße erneut auf die Unterlage. Spüren Sie Ihren Rücken, Ihre Wirbelsäule. Beginnen Sie die Füße vom Boden zu lösen und zuerst Ihr rechtes Knie, dann Ihr linkes Knie langsam zu sich heranzuziehen, sodass beide Knie ungefähr einen rechten Winkel bilden. Atmen Sie ein und kommen Sie mit der Ausatmung mit Ihrem Oberkörper nach oben, atmen Sie gleichmäßig weiter. Die Hände strecken Sie jeweils rechts bzw. links an dem entsprechenden Knie vorbei. Wiederholen Sie diese Übung 5-mal.

- Kommen Sie in die gleiche Ausgangsposition wie zuvor. Die Knie sind circa 90 Grad gebeugt. Wenn Sie nun Ihren Oberkörper aufrichten, führen Sie beide gestreckten Arme zum rechten Knie. Sie kommen mit Kopf und Oberkörper nach oben und bringen dabei beide Arme am rechten Knie vorbei.
Wiederholen Sie 5-mal, machen Sie eine kurze Pause und dann die gleiche Übung mit beiden Armen zum linken Knie.

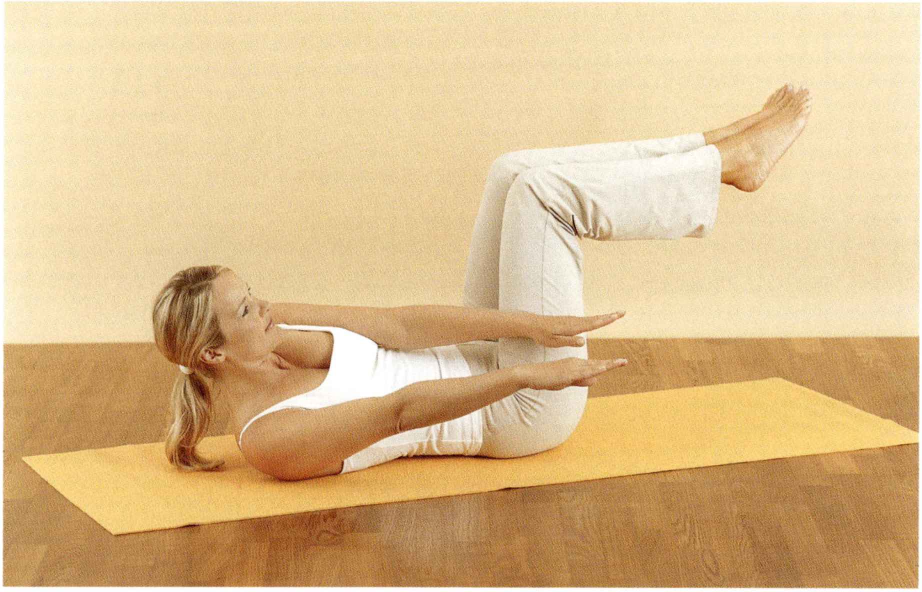

◀ Der Oberkörper wird leicht gedreht und beide Hände am Oberschenkel vorbeigeführt.

▼ Die Füße ziehen das Becken ein wenig vom Boden.

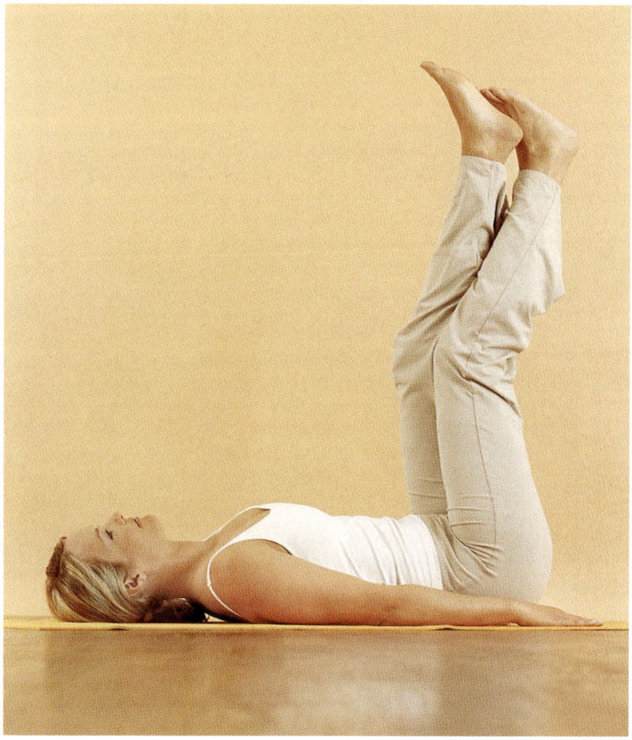

■ Bleiben Sie in der Rückenlage. Legen Sie Ihre Hände neben den Körper, die Beine strecken Sie nach oben in Richtung Zimmerdecke und überkreuzen die Füße in den Fußgelenken. Aus dieser Position ziehen Sie Ihr Becken ein wenig nach oben. Ihr Becken macht eine kleine Bewegung, wenn es sich vom Boden löst. Stellen Sie sich vor, Sie wollten mit den Füßen der Zimmerdecke ein wenig näher kommen.
Wiederholen Sie diese Bewegung 5-mal. Damit stärken Sie ganz besonders den unteren Anteil Ihres geraden Bauchmuskels.
Machen Sie eine kurze Pause. Dazu strecken Sie die Beine auf dem Boden aus. Wiederholen Sie diese Übung noch einmal 5-mal, indem Sie die Beine in Richtung Zimmerdecke strecken und dabei die Füße in den Fußgelenken verschränken.

■ Stellen Sie Ihre Füße auf die Unterlage. Strecken Sie Ihre Arme weit nach hinten, verschränken Sie Ihre Hände. Dabei umschließen Ihre Oberarme den Kopf. Atmen Sie nun ein und heben Sie mit der Ausatmung Arme, Kopf und Schulterpartie an. Tun Sie dies nur so weit, wie Sie es noch einfach ausführen können. Atmen Sie gleichmäßig weiter und senken Sie sich wieder zum Boden ab. Machen Sie davon fünf Wiederholungen. Folgen Sie mit Ihrer Aufmerksamkeit der Bewegung in Brustkorb und Wirbelsäule.

■ Das »Brett« – eine Kräftigungsübung für die gesamte Rumpfmuskulatur und die Wirbelsäule. Kommen Sie dazu in die Bauchlage, stellen Sie Ihre Zehen auf die Matte und stützen Sie Ihre Unterarme auf den Boden. Atmen Sie ein, und mit der nächsten Ausatmung heben Sie sich ganz gerade wie ein Brett vom Boden ab, circa zwanzig Zentimeter.
Halten Sie sich bzw. Ihre Wirbelsäule bewusst gerade wie ein Stab und atmen Sie während der gesamten Übung gleichmäßig weiter. Zählen Sie in Gedanken langsam bis drei und senken Sie sich zum Liegen wieder ab. Diese Übung ist eine Rundumkräftigung für Rücken- sowie Bauchmuskulatur. Je nach persönlichem Trainingsplan wiederholen Sie diese Halteübung bis zu 5-mal.

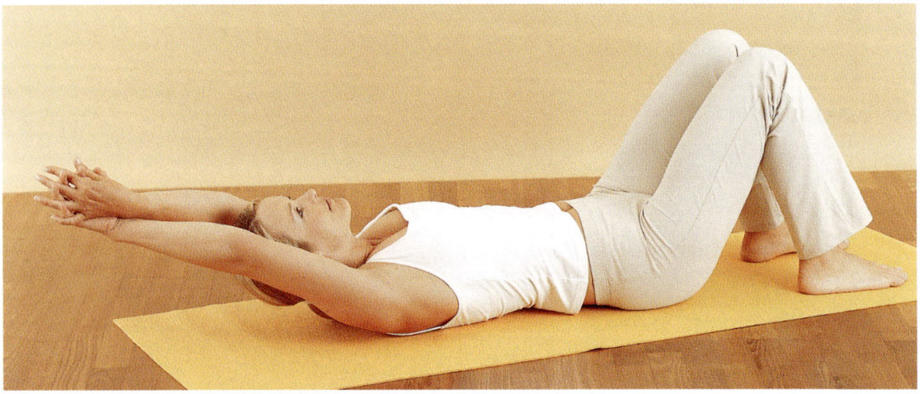

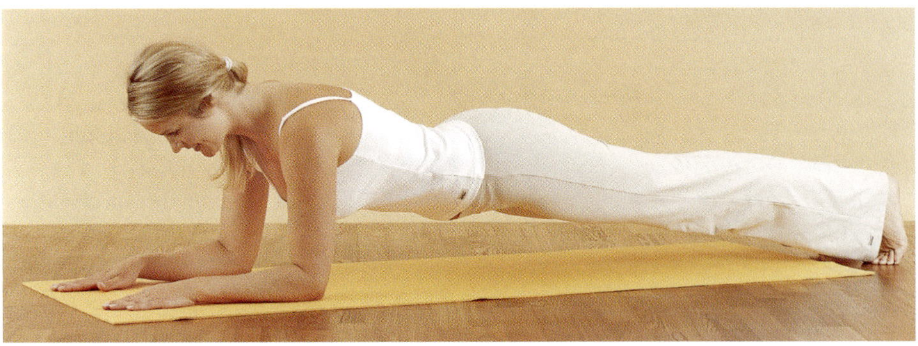

Oben: **Ausgestreckte Arme vergrößern den Trainingseffekt.**

Unten: **»Das Brett« kräftigt die gesamte Muskulatur.**

Mit Theraband und Hanteln

Therabänder und Hanteln können Sie in Sanitätshäusern, Sportartikelfachgeschäften oder auch in Kaufhäusern finden. Therabänder gibt es in verschiedenen Stärken und Farben, Hanteln mit unterschiedlichen Gewichten. Zu Anfang eines Muskel- oder Rückentrainings empfiehlt sich ein Theraband mittlerer Stärke, Hanteln sollten anfangs circa 500 Gramm wiegen. Sie können das Training einfach dosieren, indem Sie die Wiederholungen der einzelnen Übungen vervielfachen.

- Stellen Sie sich auf das Theraband auf den Boden, die Füße stehen circa hüftbreit auseinander. Die beiden Enden des Bandes halten Sie mit jeweils einer Hand fest. Richten Sie bewusst Ihre Wirbelsäule bis hin zur Halswirbelsäule auf. Beginnen Sie nun langsam eine Muskelspannung im gesamten Körper aufzubauen. Spannen Sie Waden, Oberschenkel, Gesäß, Bauch, Brust und Rücken an. Atmen Sie dabei gleichmäßig weiter. Beide Arme ziehen Sie bis auf Schulterhöhe zur Seite hoch. Ihre Schultern ziehen Sie dabei nicht mit, sie bleiben auf ursprünglicher Höhe. Beginnen Sie den rechten gestreckten Arm ein wenig anzuheben und wieder abzusenken. Tun Sie das langsam und gleichmäßig 5-mal. Dann nehmen Sie beide Arme wieder neben den Körper und lassen die Körperspannung los.
Machen Sie eine kurze Pause und wiederholen Sie die gleiche Übung mit dem linken Arm.
Wenn Sie mögen, führen Sie diese Übung nach einer weiteren kurzen Pause mit beiden gestreckten Armen gleichzeitig aus. Das trainiert die Schultern und den oberen Rücken.

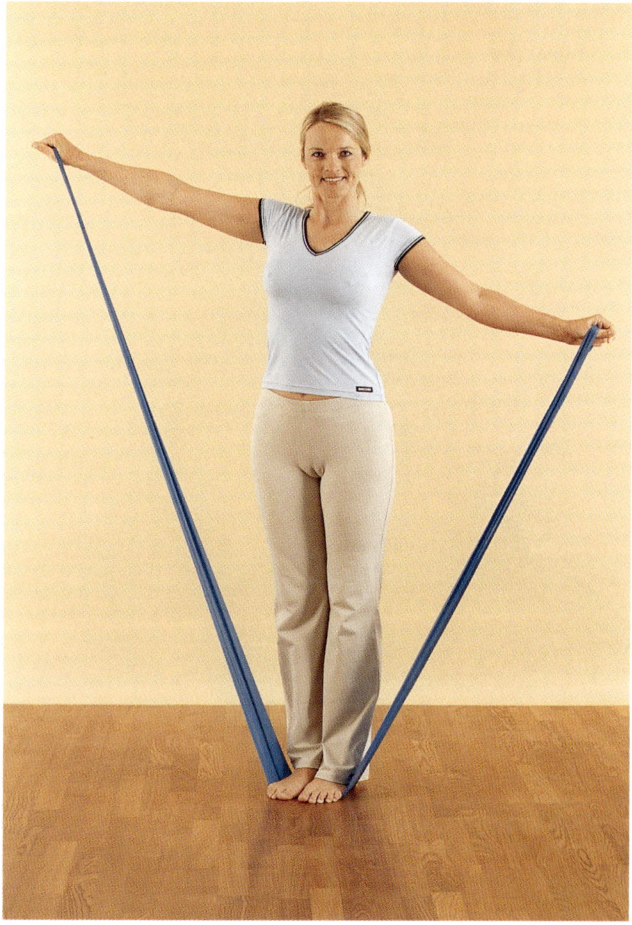

▲ **Die Schultern stärken mit dem Theraband.**

Denken Sie daran, die Übungen langsam und bewusst auszuführen, das erhöht zum einen den Trainingseffekt und zum anderen können Sie Ihr Training gezielter dosieren, denn Sie spüren so besser, wann Ihr persönlicher Leistungslevel erreicht ist.

Kräftigung für Arme und Schultern.

■ Stellen Sie sich, wie zuvor, auf das Theraband unter Ihren Füßen, die Enden halten Sie in Ihren Händen. Dieses Mal beugen Sie Ihre Ellenbogen. Dabei kommen die Oberarme auf Schulterhöhe, die Hände zeigen in Richtung Zimmerdecke. Bauen Sie erneut Körperspannung auf. Diese Körperspannung bewahrt Sie vor ungünstigen Fehlhaltungen und vor Ausgleichsbewegungen. Beginnen Sie bei diesem Spannungsaufbau bei den Unterschenkeln und spannen Sie bis zu Ihrer Halswirbelsäule, von unten nach oben an. Atmen Sie gleichmäßig weiter, wäh-

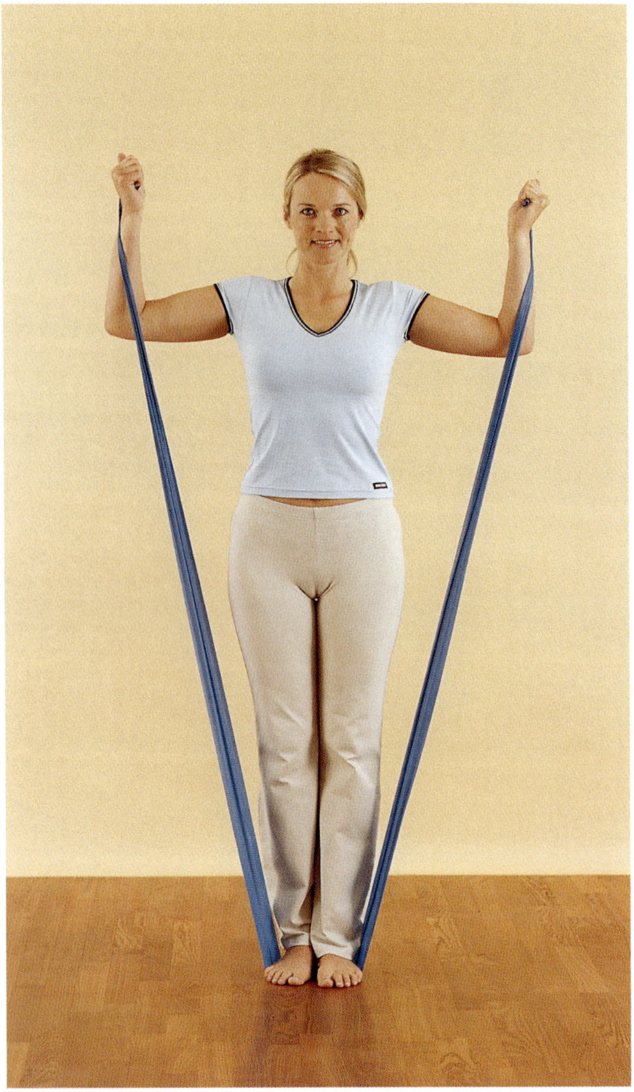

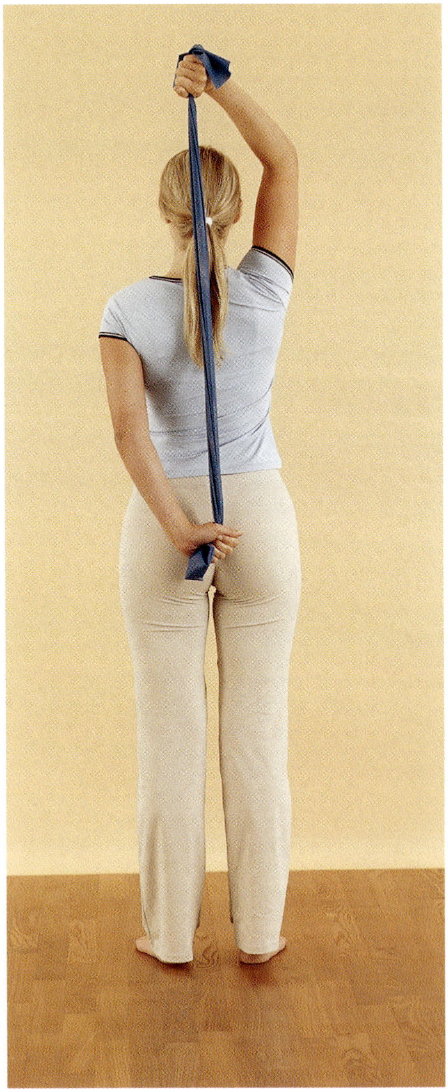

rend Sie den rechten Arm in der gebeugten Stellung etwas heben und wieder auf Schulterhöhe absenken. Wiederholen Sie 5-mal und machen Sie eine kurze Pause, bei der Sie die Körperspannung wieder lösen.
Führen Sie die gleiche Übung auch mit dem linken Arm aus. Danach eventuell auch mit beiden Armen.

■ Stellen Sie sich erneut auf den Boden. Ihre Beine sind wieder hüftbreit geöffnet. Nehmen Sie das Theraband doppelt und greifen ein Ende mit Ihrer rechten Hand. Führen Sie die Hand und den Unterarm nach oben über Ihren Kopf. Das Band befindet sich nun hinter Ihrem Rücken. Mit der linken Hand greifen Sie ebenfalls nach hinten und fassen das untere Ende des Bandes.
Beide Arme sind leicht gebeugt, das Theraband leicht gedehnt. Bauen Sie Ihre Körperspannung wieder auf und ziehen Sie anschließend mit beiden Händen langsam und gleichmäßig das Band auseinander und lassen Sie wieder nach, bis Sie die Ausgangsposition erreicht haben. Wiederholen Sie diese Übung 5-mal. Machen Sie danach eine kurze Pause. Führen Sie die gleiche Übung noch einmal aus, indem Sie dieses Mal den linken Unterarm über den Kopf und den rechten Unterarm nach unten hinter den Rücken bringen.

■ Stellen Sie sich nochmals auf den Boden, die Füße sind wieder hüftbreit auseinander gestellt. Die Arme heben Sie auf Schulterhöhe. Strecken Sie den linken Arm aus und beugen den rechten Ellenbogen, dabei liegt der linke Unterarm vor Ihrer Brust. Halten Sie mit beiden Händen das Band fest. Bauen Sie Körperspannung auf und ziehen Sie den rechten Ellenbogen langsam und gleichmäßig nach rechts und führen ihn wieder zurück. Wiederholen Sie das Ganze 5-mal. Machen Sie eine kurze Pause und führen Sie die Übung mit dem anderen Arm aus.

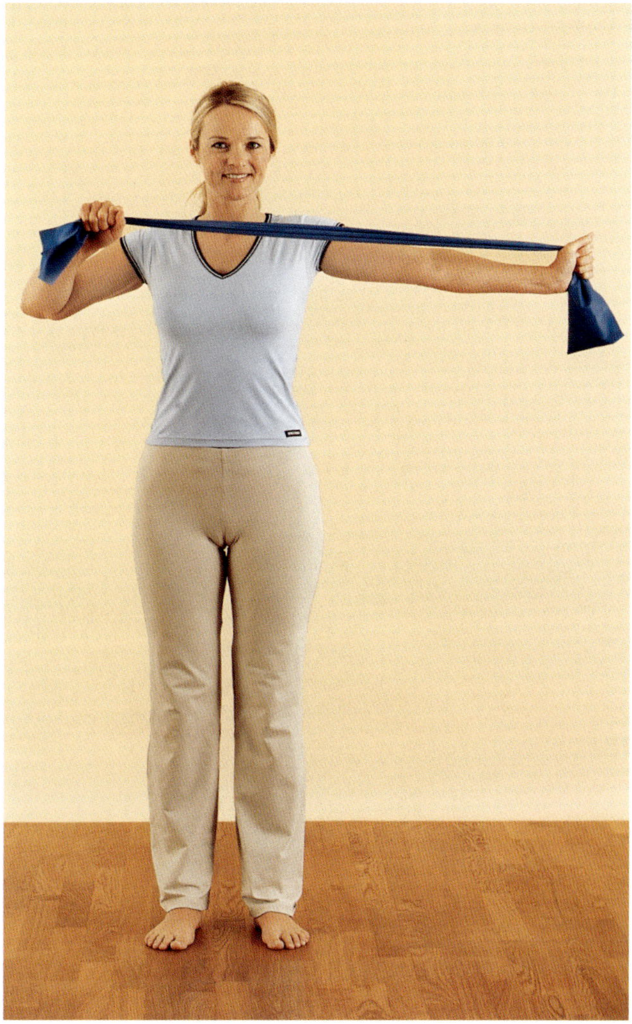

▲ **Der rechte Arm hält, der linke führt in die Streckung.**

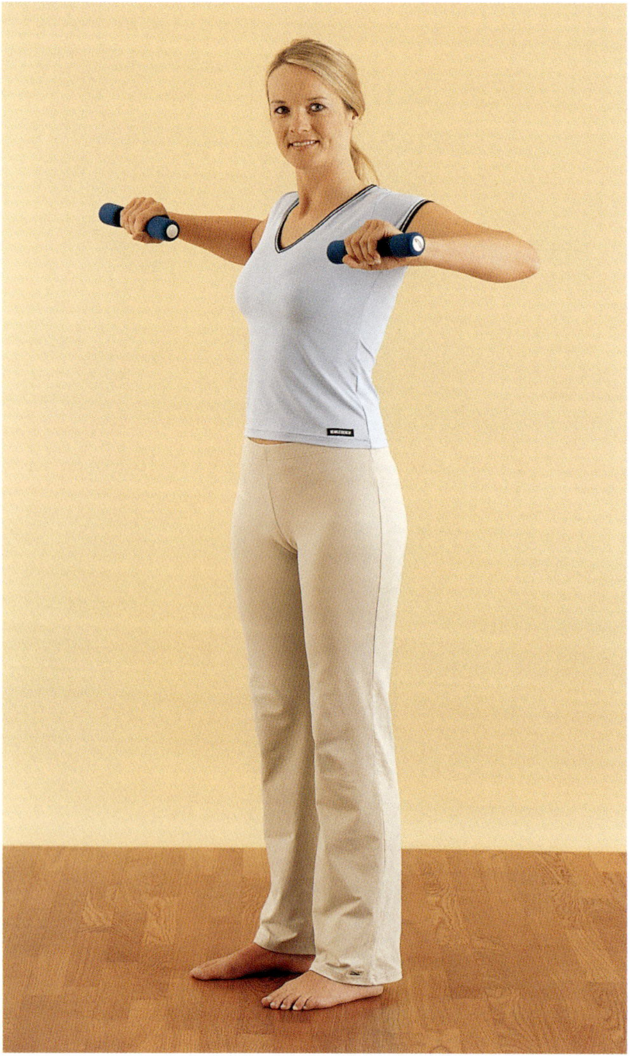

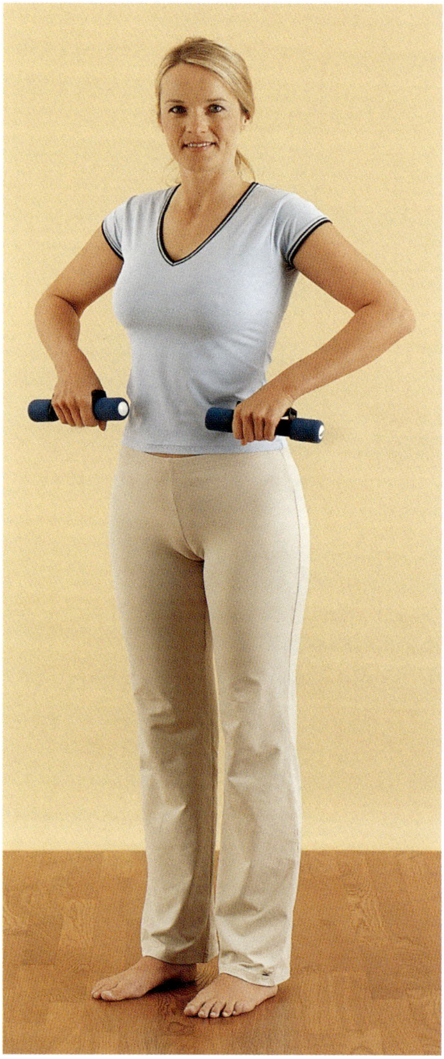

▲ ▶

Hantelübungen zur Muskelkräftigung.

■ Nehmen Sie in jede Hand eine circa 500 Gramm schwere Hantel. Stellen Sie sich auf den Boden. Die Füße sind hüftbreit geöffnet, Ihre Ellenbogen rechtwinklig gebeugt, die Oberarme auf Schulterhöhe angehoben. Richten Sie Ihre Wirbelsäule bewusst auf. Beginnen Sie den rechten Ellenbogen nach hinten zu bewegen, und bringen Sie ihn wieder in die Anfangsstellung zurück. Wiederholen Sie diese Bewegung 5-mal. Machen Sie eine kurze Pause. Führen Sie dann die Übung mit dem linken Ellenbogen durch. Nach einer erneuten Pause wiederholen Sie die Bewegung mit beiden Ellenbogen gleichzeitig.

Diese Übung trainiert den Schultergürtel und den oberen Rücken.

■ Bleiben Sie am Boden stehen. In jeder Hand halten Sie eine Hantel. Senken Sie die Arme nach unten. Die Ellenbogen bleiben leicht gebeugt. Ziehen Sie mit beiden Ellenbogen gleichzeitig zu den Seiten, die Hanteln ziehen dabei hoch und Ihre Schultern bleiben ganz bewusst tief. Atmen Sie gleichmäßig in Ihrem Atemrhythmus weiter und wiederholen Sie die Übung 5-mal. Machen sie eine kurze Pause und führen Sie nun die Übung nur mit dem rechten Arm aus. Nach einer kurzen Pause wiederholen Sie die Übung mit dem linken Arm.

■ Sie stehen auf dem Boden, Ihre Füße sind hüftbreit geöffnet. Halten Sie beide Oberarme auf Schulterhöhe, die Unterarme strecken Sie in Richtung Zimmerdecke. In jeder Hand halten Sie eine Hantel. Ihren Rücken halten Sie bewusst aufgerichtet. Beginnen Sie beide Hände und Unterarme zueinander zu drücken und wieder zu öffnen. Die Unterarme sind dabei parallel, die Ellenbogen nähern sich. Spüren Sie der Bewegung nach.
Wenn die Hände und Unterarme sich einander nähern, spannt Ihre Brustmuskulatur an; entfernen sich die Arme voneinander, spannt die obere Rückenmuskulatur an.
Wiederholen Sie diese Übung 5-mal langsam und gleichmäßig. Machen Sie danach eine kurze Pause, um die gleiche Übung jeweils nur mit dem rechten beziehungseise mit dem linken Arm auszuführen.

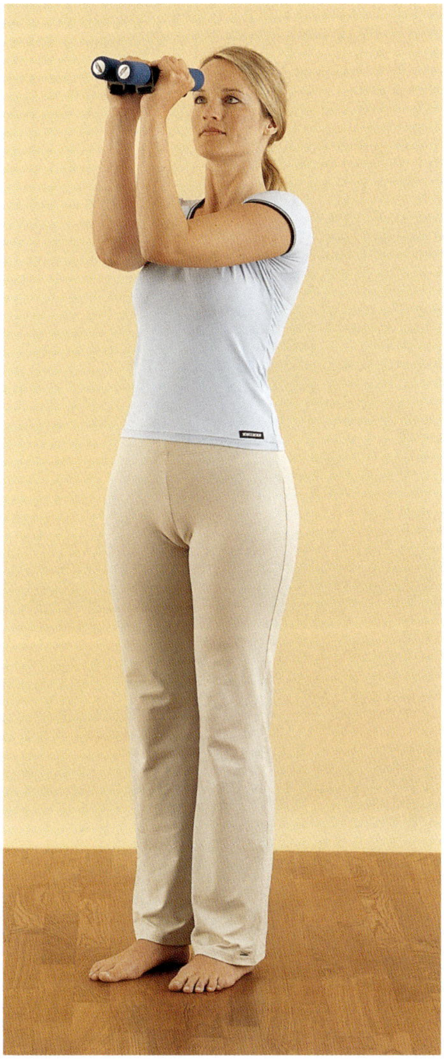

◄ **Stärkung für Schulter- und Brustmuskulatur.**

Durch dieses »Öffnen und Schließen« der Arme trainieren Sie sowohl Schulter- und Rückenmuskulatur als auch die Brustmuskeln. Die Brustmuskulatur ist ein Gegenspieler für die Rückenmuskulatur und an den Bewegungen im Schultergelenk beteiligt.

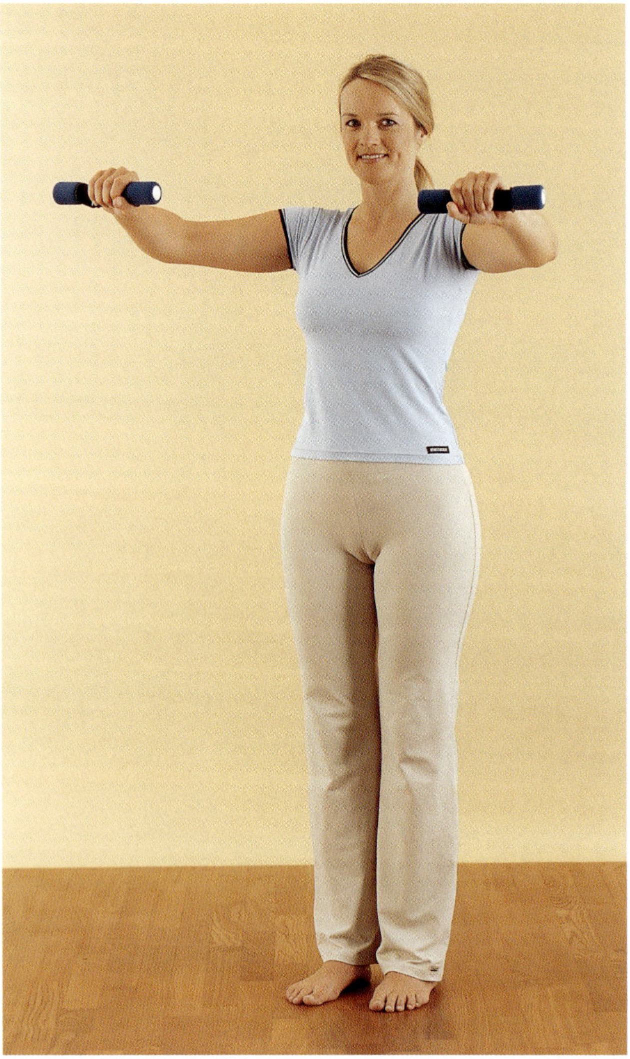

▲
Mit den Hanteln »schwimmen«.

▪ Bleiben Sie noch auf dem Boden stehen und strecken Sie beide Arme in Richtung Zimmerdecke. Bauen Sie langsam eine leichte Körperspannung auf, indem Sie beginnen Beine, Bauch und Rücken anzuspannen. Atmen Sie stets gleichmäßig weiter. Bewegen Sie nun Ihre beiden Arme wie beim Brustschwimmen. Führen Sie die Bewegung langsam und gleichmäßig aus. Folgen Sie mit Ihrer Aufmerksamkeit der Bewegung und wiederholen Sie sie 5-mal. Machen Sie eine kurze Pause, in der Sie die Körperspannung auflösen. Danach führen Sie diese Schwimmbewegung nur mit dem rechten Arm aus.
Nach einer erneuten Pause führen Sie die Schwimmbewegung nur mit dem linken Arm aus.
Das waren unterschiedliche Übungen zur Kräftigung Ihrer Muskulatur. Die Folgen des langsamen, gleichmäßigen Bewegens während des Trainings sind: effektiver Muskelaufbau und Vorbeugung von Verletzungen. Dann haben Nervensystem und Muskulatur Zeit der Bewegung zu folgen, und der »Mogelfaktor« fällt weg. Das heißt, wenn Sie eine Übung schnell und ohne Aufmerksamkeit durchführen, nutzen Sie nicht das Optimum der Übung, das durch gezieltes und aufmerksames Training entsteht. Also besser nur drei Übungen intensiv ausgeführt als zwanzig schlampige Wiederholungen.
Ebenso wichtig während des Übens ist ein gleichmäßiges Atmen, damit der Körper ausreichend mit Sauerstoff versorgt wird.

Schön ist es, wenn Sie bei geöffnetem Fenster Ihre Übungen durchführen können. Frische Luft erinnert Sie bestimmt an gleichmäßiges Atmen im eigenen Atemrhythmus. Am besten ist es, wenn Sie mit der Anstrengung ausatmen, die Einatmung folgt danach »reflektorisch«.

Übungen zur Kräftigung des Beckenbodens

Geht es um Beckenbodentraining, so denken wir meist nur an Inkontinenz-Prophylaxe. Dabei ist ein gut funktionierender Beckenboden auch für eine stabile Aufrichtung des Rückens äußerst wichtig. Die folgenden Übungen zeigen, wie Sie Ihren Beckenboden trainieren können.

Im Sitzen auf einem Stuhl

- Setzen Sie sich mit aufgerichtetem Rücken auf einen Stuhl oder Hocker. Ihre beiden Fußsohlen sind auf dem Boden aufgestellt, Knie und Hüftgelenke circa rechtwinklig gebeugt. Spüren Sie Ihre beiden Sitzbeinhöcker, die knöcherne Struktur Ihres Gesäßes und Ihren Beckenboden, eine ungefähr Handteller große Muskelgewebsschicht im Schritt. Spannen Sie Ihre Gesäßmuskulatur an und stellen Sie sich vor, die beiden Sitzbeine nähern sich einander. Halten Sie diese Muskelspannung für ein bis zwei Atemzüge und lassen Sie sie wieder los. Wiederholen Sie dieses Anspannen und Loslassen 5- bis 7-mal.

Die Beckenbodenmuskulatur und der untere Teil der Bauchmuskulatur haben zueinander Verbindung. Also stärkt ein Beckenbodentraining den unteren Bauchmuskel mit.

- Bleiben Sie aufrecht sitzen. Lenken Sie Ihre Aufmerksamkeit zum unteren Teil Ihres Bauchmuskels, circa eine Hand breit unter Ihrem Bauchnabel. Spannen Sie diesen Teil Ihres Bauchmuskels an, halten Sie die Spannung für ein bis zwei Atemzüge, und lassen Sie sie wieder los. Wiederholen Sie diese Übung 5- bis 7-mal.

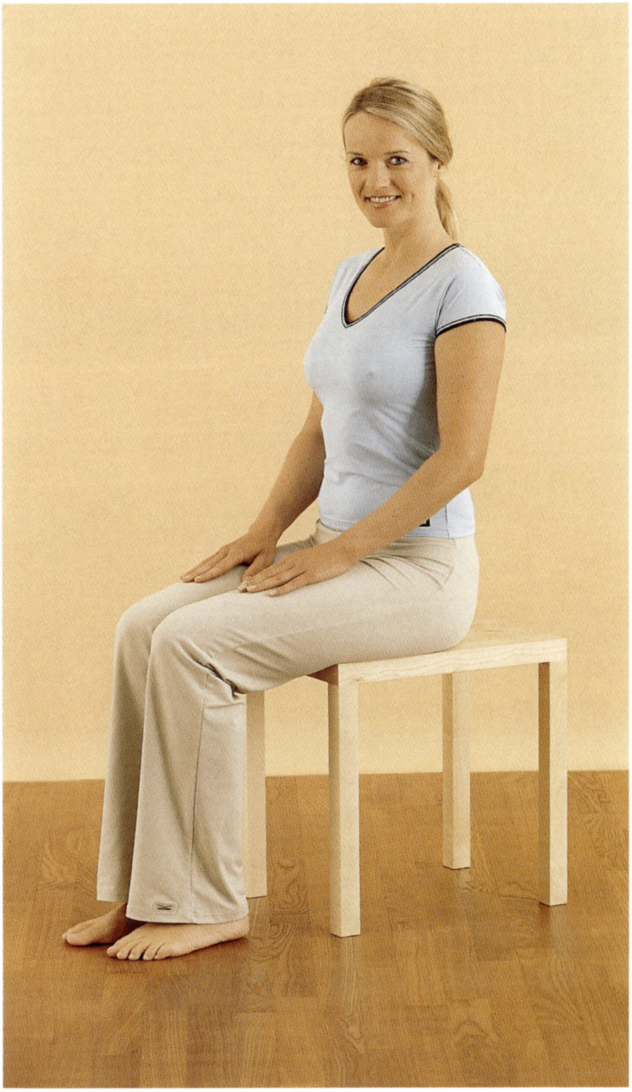

Der Beckenboden wird gestärkt.

Mit den Händen der Muskelspannung nachspüren.

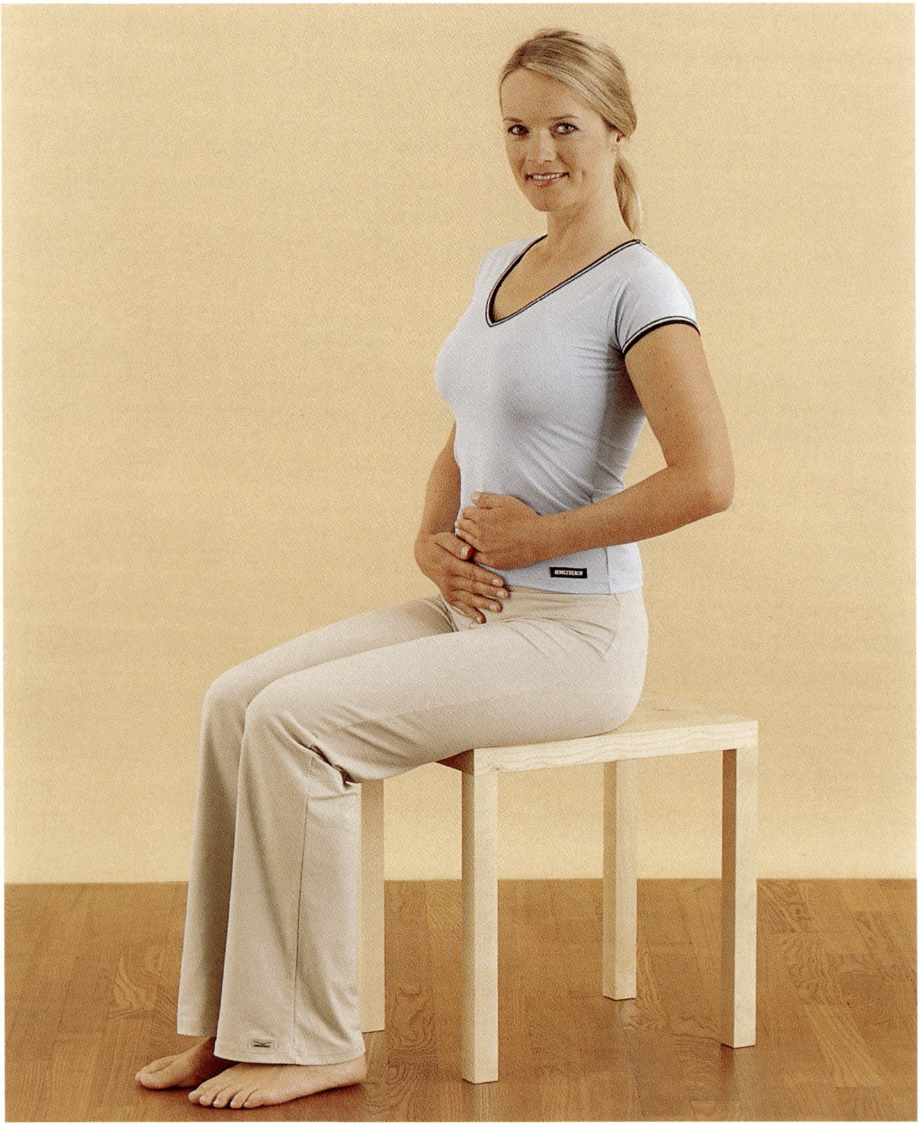

■ Bleiben Sie weiter aufrecht sitzen. Dieses Mal verbinden Sie die vorherigen Spannungsübungen miteinander. Sie ziehen also (überwiegend geschieht das in Ihrer Vorstellung) Ihre beiden Sitzbeinhöcker zueinander, spannen dabei den unteren Bauchmuskel an und ziehen Ihren Beckenboden nach oben. Halten Sie diese Spannung zwei Atemzüge und lassen Sie sie wieder los. Wiederholen Sie diese Übung 5-mal, und machen Sie anschließend eine kleine Pause.

Übungen für die Beweglichkeit von Wirbelsäule und Gelenken

Damit die vielen kleinen Wirbelgelenke ihre Beweglichkeit nicht verlieren, ist es wichtig, auch Übungen in das Trainingsprogramm aufzunehmen, welche die Wirbelgelenke aktivieren. Es gibt dafür viele verschiedene Möglichkeiten.

Mit dem großen Gymnastikball

Wenn Sie mit dem großen Gymnastikball trainieren ist darauf zu achten, dass der Ball die richtige Größe hat, passend zu Ihrer Körpergröße. Optimal ist, wenn Sie auf der Mitte des Balls sitzen und Ihre Fuß-, Knie- und Hüftgelenke dabei einen rechten Winkel bilden. Zu Anfang ist es möglich, dass Sie sich auf diesem Ball etwas unsicher fühlen, zur Stabilisierung für solche Gymnastikbälle gibt es spezielle Unterlegscheiben, falls Ihnen das Üben auf dem »runden Möbel« etwas instabil erscheint. Meistens ist jedoch das Gleichgewichtsorgan nach einer gewissen Zeit des Übens schon bestens an den Untersatz gewöhnt. Das Gleichgewichtsorgan wird bei den meisten Übungen mittrainiert.

- Setzen Sie sich auf den Gymnastikball. Beide Fußsohlen stehen auf dem Boden, die Hände legen Sie auf den Oberschenkeln ab. Spüren Sie ganz bewusst Ihre beiden Sitzbeinhöcker, die knöchernen Anteile Ihres Gesäßes. Langsam richten Sie Ihre Wirbelsäule auf und beginnen Ihr Becken vor- und zurückzukippen. Gehen Sie mit Ihrer Aufmerksamkeit der Bewegung in Ihrer Wirbelsäule nach. Während Sie Ihr Becken zum Steißbein kippen, rundet sich der Rücken; wenn Sie Ihr Becken nach vorn zum Schambein kippen, richtet sich Ihre Wirbelsäule wieder auf. Wiederholen Sie diese Übung langsam und ganz bewusst 10-mal, und genießen Sie die sanfte Beugung und Streckung der Wirbelsäule.

Aufrecht sitzen auf dem Ball.

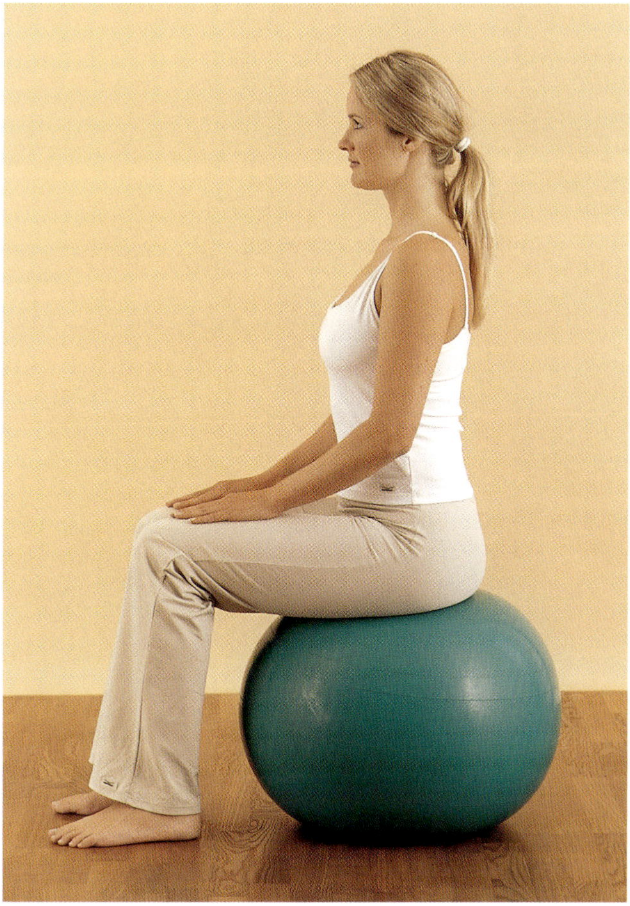

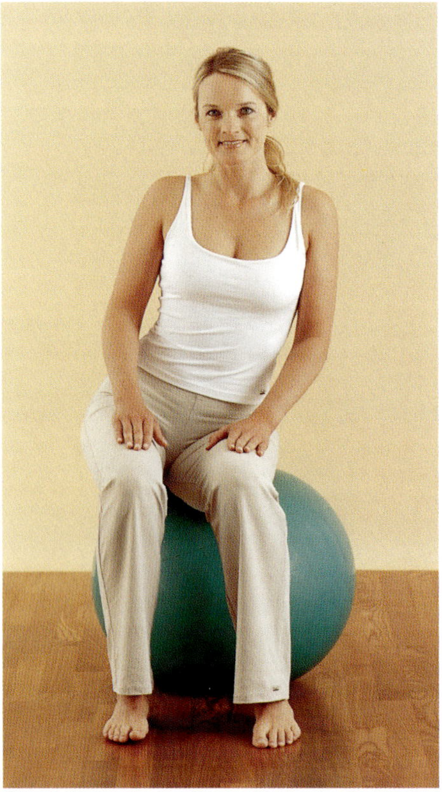

Mit dem Becken von rechts nach links wiegen.

▪ Führen Sie die Übung wie zuvor aus, jedoch dieses Mal kippen Sie Ihr Becken abwechselnd und sanft erst zur rechten und dann zur linken Seite. Dabei verlagert sich das Gewicht einmal zum rechten Sitzbein und dann zum linken Sitzbein. Wiederholen Sie auch diese Übung 10-mal.

▪ Legen Sie sich mit dem Rücken auf den Boden, Ihre Unterschenkel legen Sie auf den Ball ab. Ihre beiden Hände bringen Sie unter den Hinterkopf, die Ellenbogen zeigen dann zur Seite. Nehmen Sie die Position Ihrer Wirbelsäule auf dem Boden wahr. Beginnen Sie, Ihren Oberkörper mit der Ausatmung langsam aufzurichten, atmen Sie danach in Ihrem Atemrhythmus weiter, und lassen Sie den Oberkörper langsam zum Boden zurückgleiten. Wiederholen Sie diese Übung 5-mal und folgen Sie mit Ihrer Aufmerksamkeit der Beugung und Streckung Ihrer Wirbelsäule.

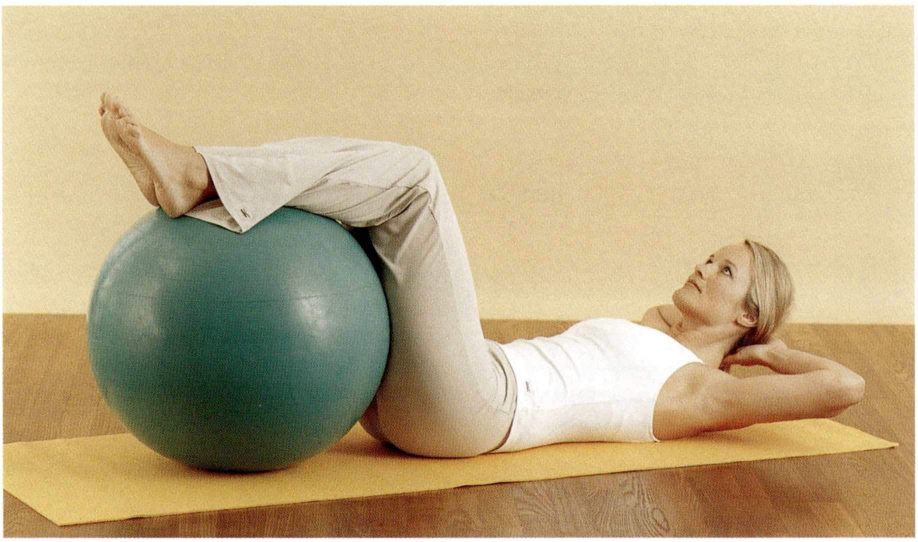

Die Unterschenkel liegen auf dem Ball, der Oberkörper richtet sich auf.

■ Bleiben Sie in der Rückenlage, die Unterschenkel liegen auf dem Ball. Ziehen Sie nun Knie und Ball etwas zu sich heran und rollen Sie den Ball wieder zurück. Wiederholen Sie diese Übung 10-mal und beobachten Sie dabei, dass sich, während der Ball Ihrem Gesäß näher kommt, Ihr unterer Rücken dem Boden nähert. Die Knie ziehen dabei zum Bauch.

■ Bleiben Sie in der vorherigen Position. Dieses Mal bewegen Sie den Ball mithilfe Ihrer Knie und Unterschenkel von Seite zu Seite, von rechts nach links und zurück. Wiederholen Sie diese Pendelbe-

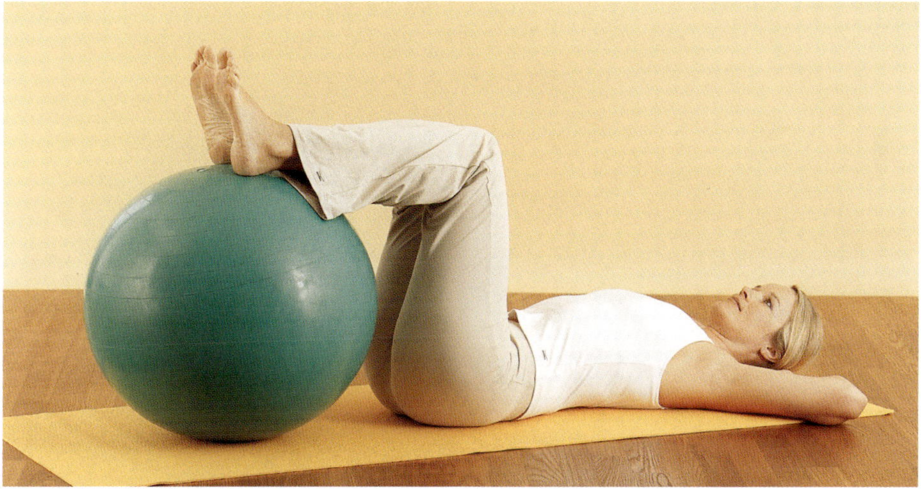

Die Unterschenkel ziehen den Ball heran.

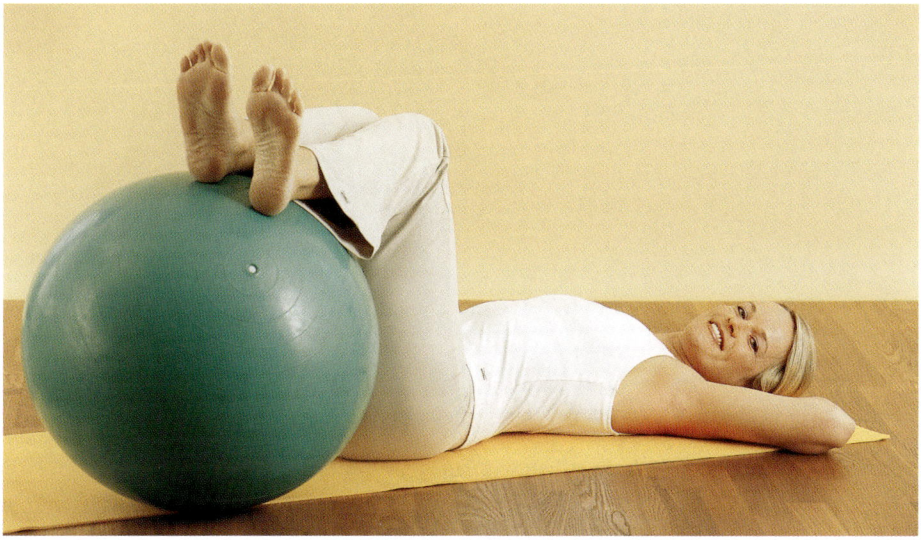

Die Unterschenkel rollen den Ball von einer Seite zur anderen.

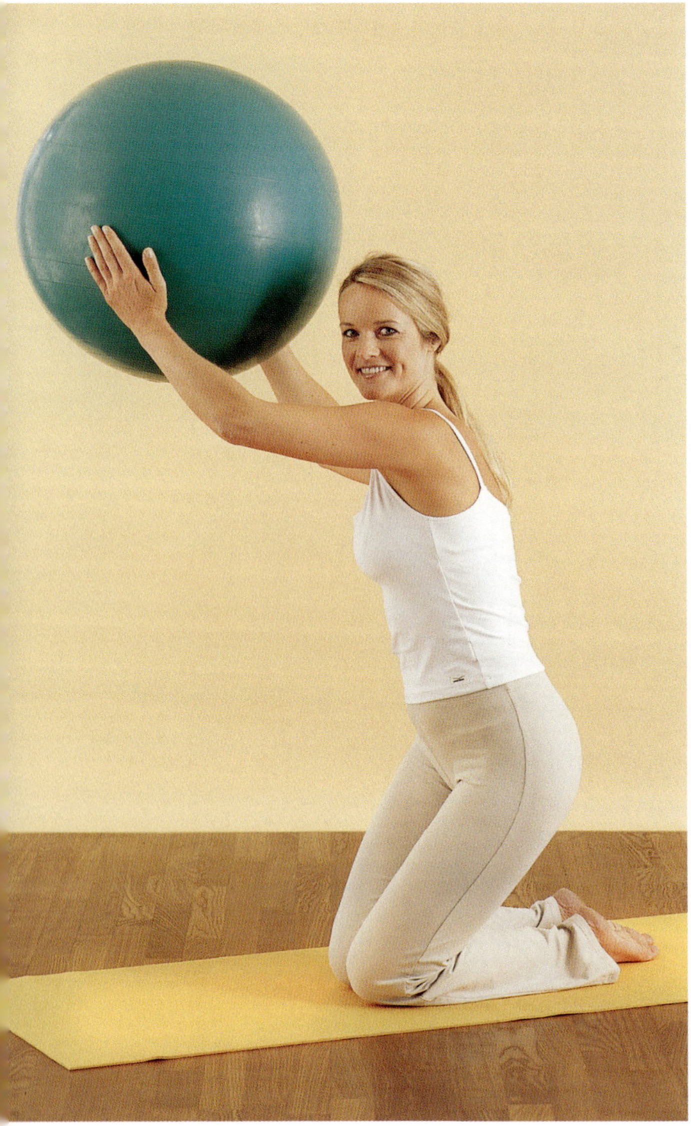

▲ **Den Ball heben und mit dem Becken von einer Seite zur anderen wechseln.**

wegung 10-mal. Registrieren Sie dabei die Drehung in Ihrem unteren Rücken.

■ Knien Sie sich auf den Boden. Bei empfindlichen Knien nehmen Sie eine weiche Unterlage, um sie zu unterpolstern. Nehmen Sie danach den Ball in beide Hände. Ihre Arme bleiben annähernd gestreckt. Während Sie den Ball über dem Kopf halten, beginnen Sie Ihr Gesäß zur rechten Ferse abzusenken und sich wieder zu erheben. Wiederholen Sie diese Bewegung 5-mal zur rechten Ferse, danach senken Sie das Gesäß 5-mal zur linken Ferse. Verfolgen Sie mit Ihrer Aufmerksamkeit die Seitbewegung in Ihrem Rücken.

■ Legen Sie sich mit Ihrem Bauch auf den Ball. Ihre Hände sowie Ihre Unterschenkel bzw. Füße liegen am Boden. Lassen Sie Ihren Rücken locker, sodass sich der Bauch und Oberkörper um den Ball schmiegen können. Jetzt geben Sie einen kleinen Stoß mit den Füßen, dadurch rollen Sie etwas nach vorne zu den Händen, und wenn Sie einen Stoß mit den Händen geben, rollen Sie wieder zurück nach hinten. So rollen Sie auf dem Ball ganz locker vor und zurück und entspannen dabei Ihren Rücken.

■ Legen Sie sich anschließend umgekehrt, also mit dem Rücken auf den Ball. Ihre Füße sind am Boden, Rücken und Arme sind gestreckt. Jetzt geben Sie mit den Füßen einen kleinen Stoß. Dabei rollen Sie Ihren Rücken vom Becken bis zu den Schultern über den Ball und wieder zurück. Versuchen Sie möglichst locker zu sein und legen Sie Ihre Wirbelsäule auf dem weichen Ball ab. Die Wirbelsäule kann sich so ganz entspannt strecken. Genießen Sie die Streckung, die entsteht. Der Abstand der Wirbel zueinander vergrößert sich und eine bessere Versorgung erfolgt.

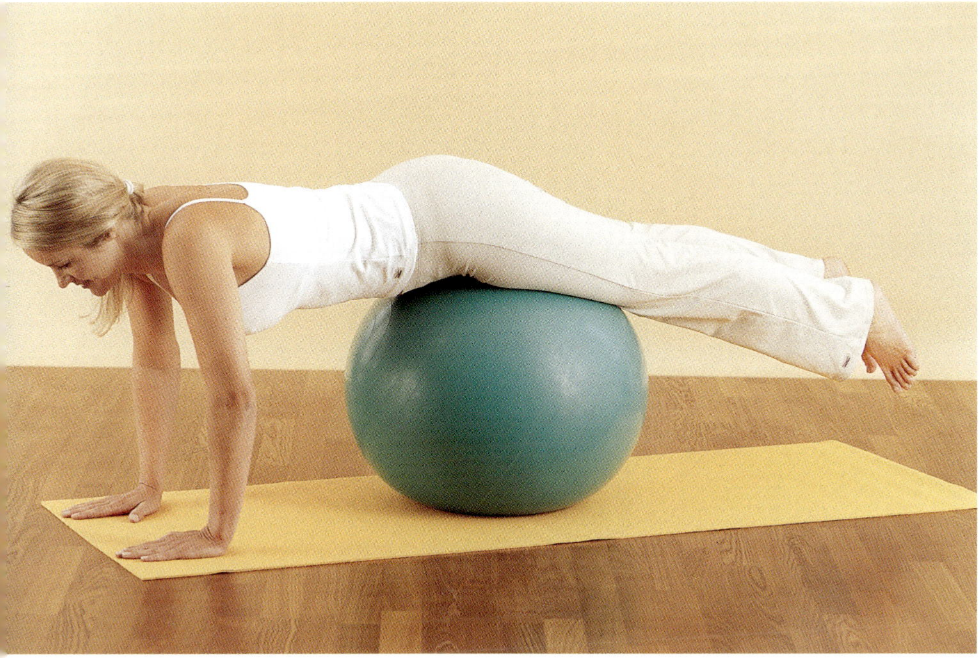

Vorwärts über den Ball rollen.

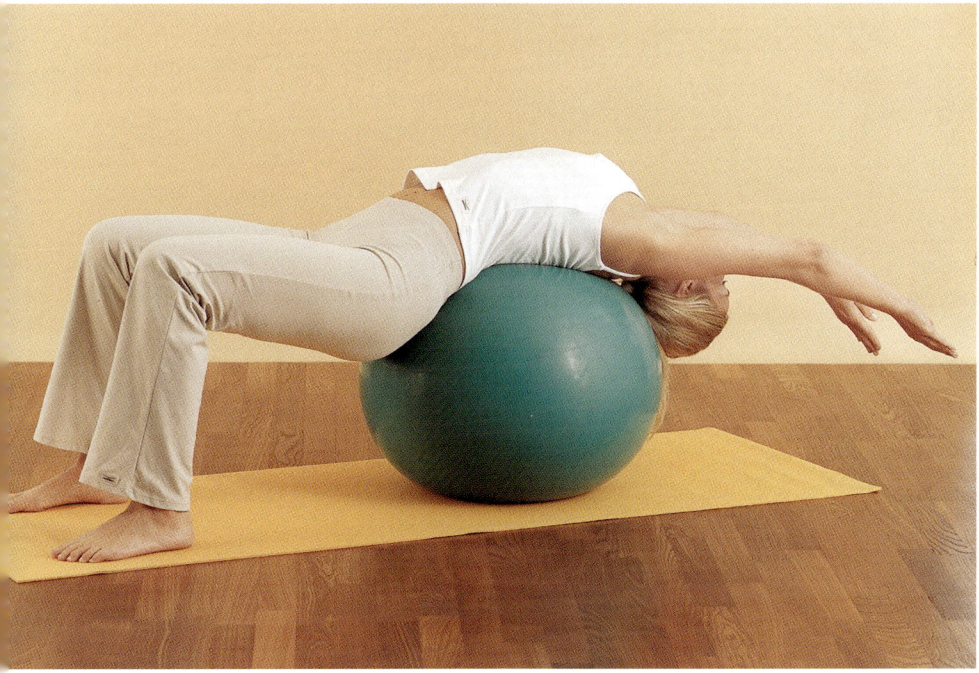

Rückwärts über den Ball rollen.

Auf dem Hocker

Übungen für die Wirbelsäule werden häufig auf einer Gymnastikmatte ausgeführt. Das hat unterschiedliche Gründe: Die Gymnastikmatte ermöglicht ein sehr vielfältiges Rückentraining. Zahlreiche Übungen lassen sich aber auch auf einem Stuhl oder Hocker ausführen.

Mit dem Fuß auf den Hocker und zurück.

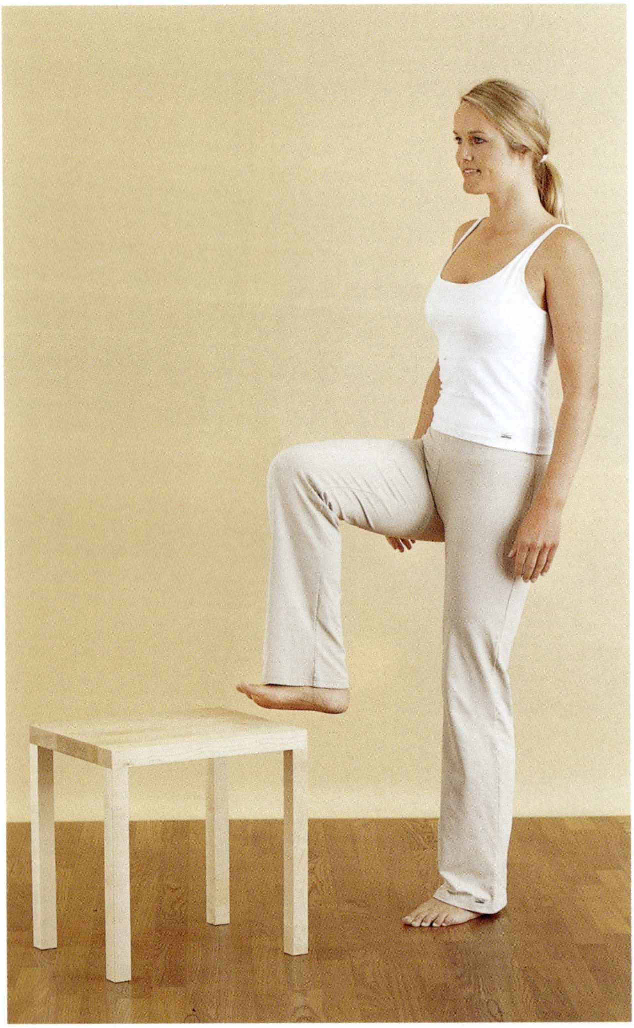

- Stellen Sie sich bewusst aufrecht vor einen Stuhl oder Hocker und nehmen Sie Ihre Haltung im Stehen wahr. Lenken Sie dabei die Aufmerksamkeit auf Ihren Rücken. Heben Sie dann Ihr rechtes Bein nach oben, legen Sie den Fuß mit der Ferse kurzzeitig auf dem Hocker ab und bringen Sie das Bein wieder zum Boden. Wiederholen Sie diese Übung 5-mal mit dem rechten Bein und üben Sie das Gleiche anschließend mit dem linken Bein. Nach einer kleinen Pause führen Sie die Übung mit beiden Beinen im Wechsel aus und wiederholen 10-mal.

- Setzen Sie sich auf den Hocker. Ähnlich wie beim großen Gymnastikball sind auch bei den Hockerübungen folgende Abmessungen zu berücksichtigen: Ihre Fußsohlen sollten auf dem Boden stehen, Ihre Knie- und Hüftgelenke ungefähr einen rechten Winkel bilden, wenn Sie auf dem Hocker Platz nehmen. Dann spüren Sie erst einmal Ihre Sitzbeine. Ausgehend von den Sitzbeinhöckern, richten Sie Ihren Rücken langsam auf. Legen Sie Ihre Hände auf den Oberschenkeln ab und beginnen Sie, indem Sie die Zehen des rechten Fußes langsam, aber intensiv beugen und strecken, den Fuß über den Boden vorwärts zu bewegen (Abb. S. 41 li.). In dieser Weise lassen Sie Ihren Fuß vorwärts »robben«, bis das rechte Knie fast gestreckt ist. Dann treten Sie den Rückwärtsgang an. Dabei lassen Sie die Zehen den Fuß zurückschieben. Finden Sie einen gleichmäßigen Rhythmus für diese Fußbewegung. Wiederholen Sie dieses »Robben« mit dem rechten wie auch mit dem linken Fuß 3- bis 5-mal.

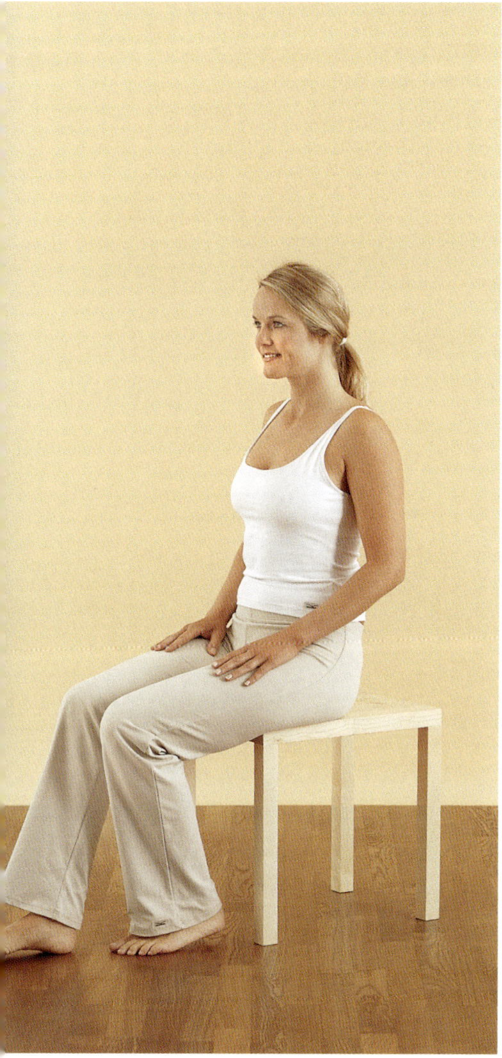

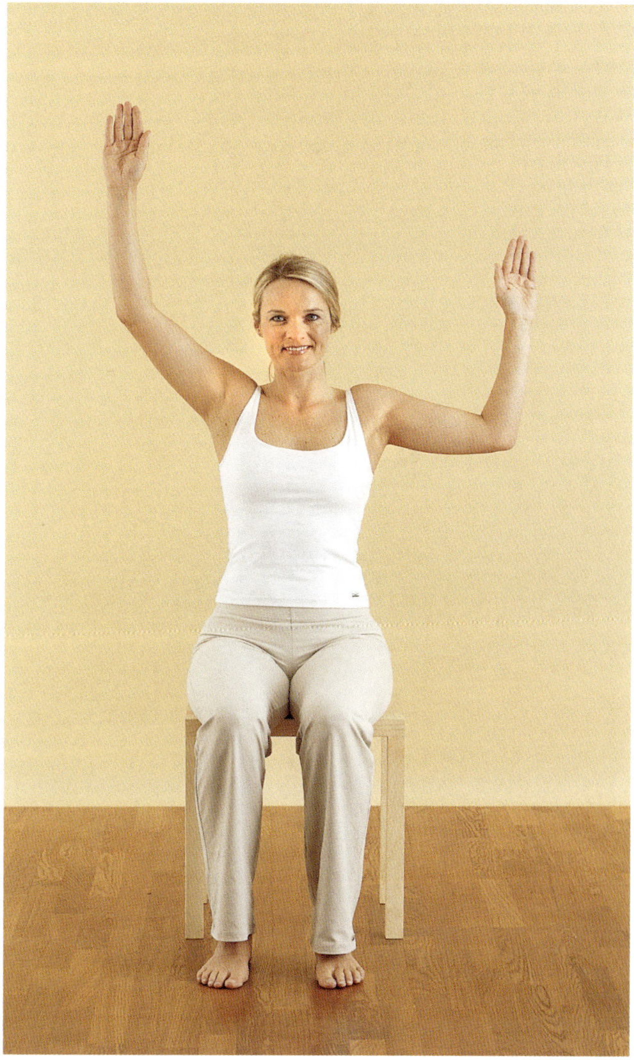

■ Bleiben Sie auf dem Hocker sitzen, richten Sie den Rücken wieder bewusst auf und bringen Sie Ihre Arme zur Seite, Ihre Ellenbogen beugen Sie ungefähr rechtwinklig, Ihre Hände zeigen zur Zimmerdecke. Beginnen Sie Ihre rechte Hand zur Zimmerdecke zu schieben. Diese Bewegung führt Ihren rechten Arm langsam in die Streckung; bringen Sie Hand und Arm wieder zurück in die Ausgangsstellung. Wiederholen Sie die Übung 5-mal mit der rechten Hand. Nach einer kurzen Pause führen Sie die Übung 5-mal mit der linken Hand aus und dann 10-mal mit beiden Händen im Wechsel.

◀ ▲

Die Zehen »krabbeln« vorwärts.

▼ ▶

Links:
Die Hände liegen am Hinterkopf, die Ellenbogen bewegen sich zueinander hin und voneinander weg.

Rechts:
Knie im Wechsel langsam zum Bauch bringen.

■ Bleiben Sie auf Ihrem Hocker und nehmen Sie Ihre Hände nun an den Hinterkopf, sodass die Ellenbogen zur Seite zeigen. Spüren Sie dabei die Aufrichtung Ihrer Brustwirbelsäule. Führen Sie die Ellenbogen langsam zueinander, lassen Sie dabei den oberen Rücken rund werden, und bringen Sie die Ellenbogen wieder voneinander weg, dabei richten Sie den oberen Rücken erneut auf. Wiederholen Sie dies etwa 10-mal.

■ Bleiben Sie noch auf dem Hocker. Setzen Sie sich bewusst aufrecht hin und führen Sie die Hände an den Hinterkopf. Die Ellenbogen bleiben seitlich, während Sie beginnen Ihr rechtes Knie langsam zum Bauch zu ziehen und in der gleichen Geschwindigkeit den Fuß zum Boden zurückzubringen. Ihr oberer Rücken bleibt aufrecht, Ihr unterer Rücken folgt mit einer kleinen Bewegung dem Heben und Senken des Knies.

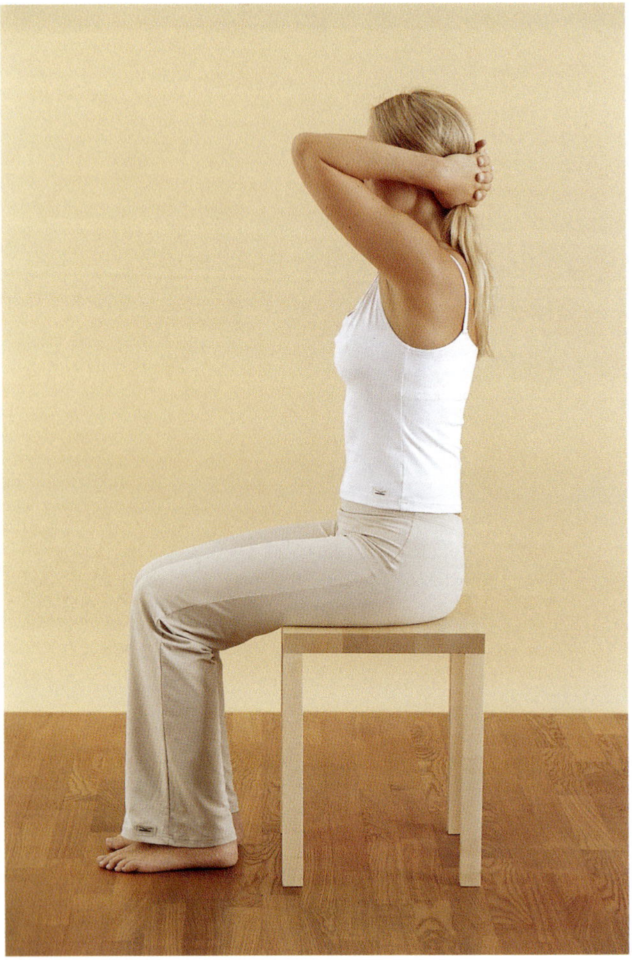

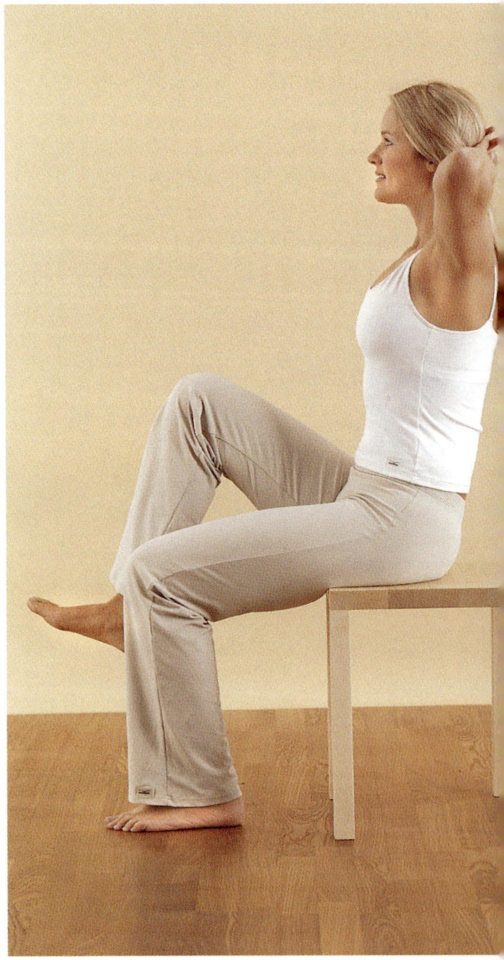

Führen Sie dieses Auf und Ab 5-mal mit dem rechten Knie durch. Machen Sie eine kurze Pause, dabei nehmen Sie die Arme nach unten und legen die Hände auf den Oberschenkeln ab. Führen Sie die gleiche Bewegung mit dem linken Knie durch. Und nach einer weiteren kurzen Pause führen Sie diese Bewegung mit beiden Knien im Wechsel aus.

- Die beiden vorherigen Übungen können wie folgt zusammengefügt werden: Bleiben Sie auf dem Hocker sitzen. Richten Sie bewusst Ihren Rücken auf und nehmen Ihre Hände hinter den Kopf. Ziehen Sie die Ellenbogen ein wenig zueinander und runden Sie den oberen Rücken. Während Sie Ihr linkes Knie anheben, drehen Sie Ihren Oberkörper und bringen Ihren rechten Ellenbogen dem linken Knie entgegen. Folgen Sie bei diesem Üben der Bewegung Ihrer Wirbelsäule ganz bewusst mit Ihrer Aufmerksamkeit. Es entsteht in Ihrem Rücken eine leichte Beugung, ebenso eine kleine Drehung der Wirbelsäule. Führen Sie diese Übung 5-mal mit dem rechten Ellenbogen zum linken Knie aus. Gönnen Sie sich eine kurze Pause, in der Sie sich aufrecht hinsetzen und die Hände auf den Oberschenkeln ablegen. Danach führen Sie den linken Ellenbogen zum rechten Knie. Auch das wiederholen Sie 5-mal.

Nach einer weiteren kurzen Pause führen Sie im Wechsel den rechten Ellenbogen zum linken Knie und umgekehrt das rechte Knie zum linken Ellenbogen.

Diese Hockerübung ist fast ein »Allround Training«. Sie macht die Wirbelsäule beweglich, gleichzeitig werden Knie-, Hüft- und Schultergelenke mobilisiert.

Aber auch die obere Rumpfmuskulatur und die Atmung werden aktiviert. Dadurch wiederum wird die Herz-Kreislaufsituation verbessert. Und das alles mit nur einer Übung. Gleichzeitig kann dieses kleine Wirbelsäulenkompakttraining jederzeit zwischendurch ausgeführt werden. Es eignet sich für eine Übungspause am Arbeitsplatz, aber auch im Urlaub oder auf Reisen können Sie so Ihren Rücken stärken.

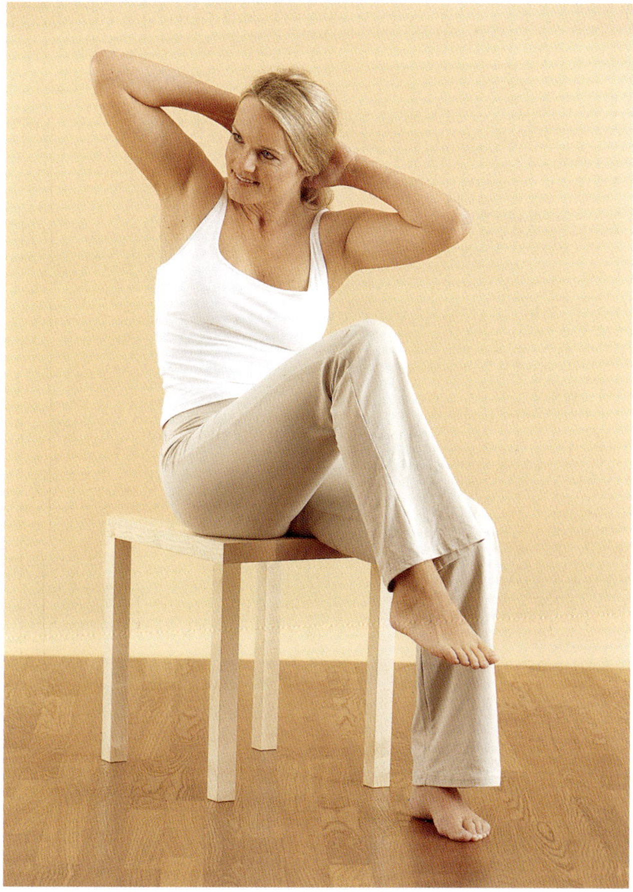

▲ **Rechtes Knie und linker Ellenbogen nähern und entfernen sich.**

Links:
Mit den Füßen über den Ball.

Rechts:
Hinter dem Rücken den Ball übergeben.

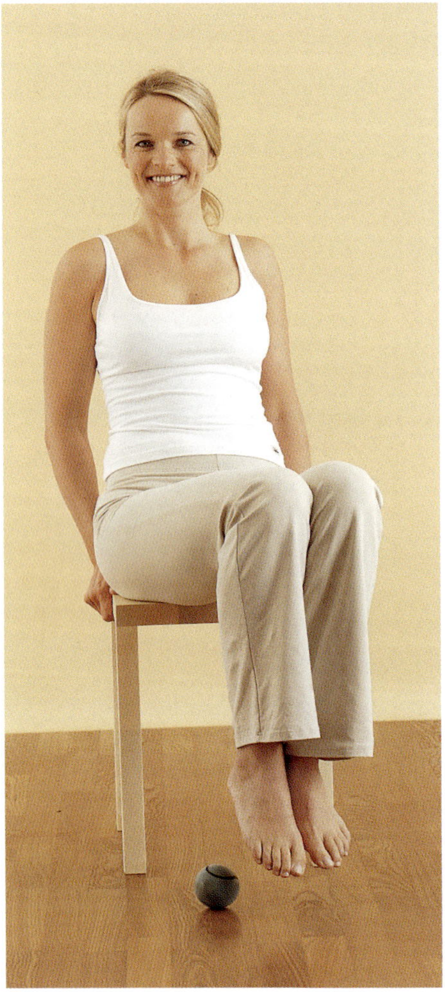

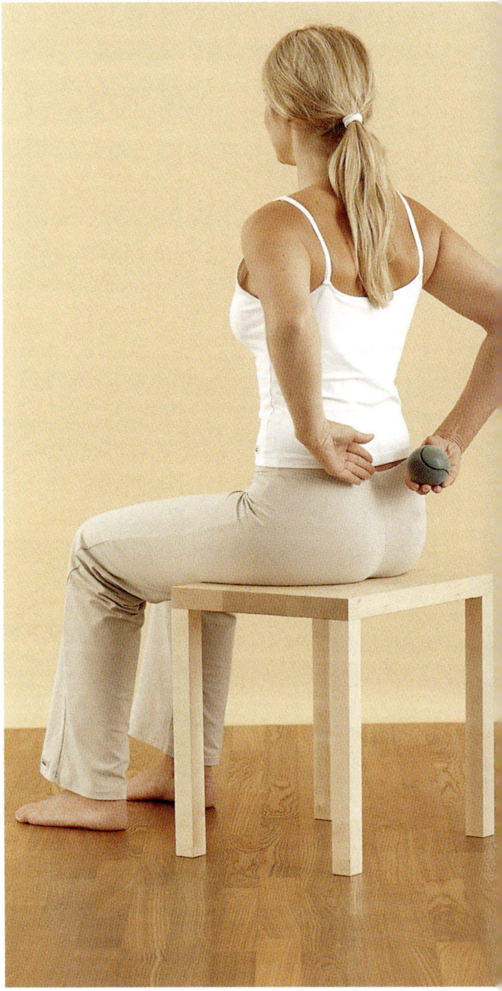

■ Nehmen Sie einen kleinen Gegenstand, das kann ein Ball sein, aber auch ein kleines Buch, ein Bleistift oder Ähnliches. Legen Sie diesen Gegenstand vor Ihre Füße. Setzen Sie sich nun auf den Hocker zurück. Ihr Rücken ist gerade, mit Ihren Händen stützen Sie sich leicht an der hinteren Sitzfläche des Hockers ab. Heben Sie jetzt beide Knie an und machen einen kleinen »Hüpfer« mit den Füßen nach rechts über den Gegenstand, stellen die Füße dort kurz ab und »hüpfen« anschließend mit beiden Füßen nach links über den Gegenstand. Wiederholen Sie alles 10-mal.

■ Heben Sie einen kleinen Gegenstand vom Boden auf und nehmen Sie ihn in die rechte Hand. Ihren Rücken richten Sie wieder bewusst auf. Strecken Sie beide Arme und heben Sie sie ein wenig ab. Übergeben Sie den Gegenstand nun von einer Hand zur anderen. So entsteht um Ihren Körper herum ein Kreis. Wiederholen Sie die Übung 5-mal in die eine und 5-mal in die andere Richtung.

- Stellen Sie Ihren Hocker so hin, dass Sie aus der Rückenlage Ihre Unterschenkel auf der Sitzfläche ablegen können. Achten Sie darauf, dass Sie sich mit dem Oberkörper bequem auf den Boden legen können und die Durchblutung Ihrer Beine nicht beeinträchtigt wird. Nehmen Sie Ihre Wirbelsäule in dieser liegenden Position wahr. Bringen Sie Ihre Hände hinter den Kopf und lassen Sie die Ellenbogen zur Seite zeigen. Heben Sie anschließend den Oberkörper vom Boden ab, halten Sie sich eine kurze Zeit so und lassen Sie den oberen Rücken wieder langsam zum Boden zurück. Atmen Sie während des Übens gleichmäßig ein und aus. Spüren Sie beim Aufrichten wie die Wirbelsäule sich rundet und wieder streckt, wenn der Oberkörper zum Boden zurückgeht. Wiederholen Sie die Übung 5- bis 10-mal.

Zu Beginn des Übens heben Sie Ihren Oberkörper wenig an. Wenn der Bauchmuskel nach einiger Zeit gekräftigt ist, können Sie das Bewegungsausmaß steigern.

Den Oberkörper langsam heben und senken.

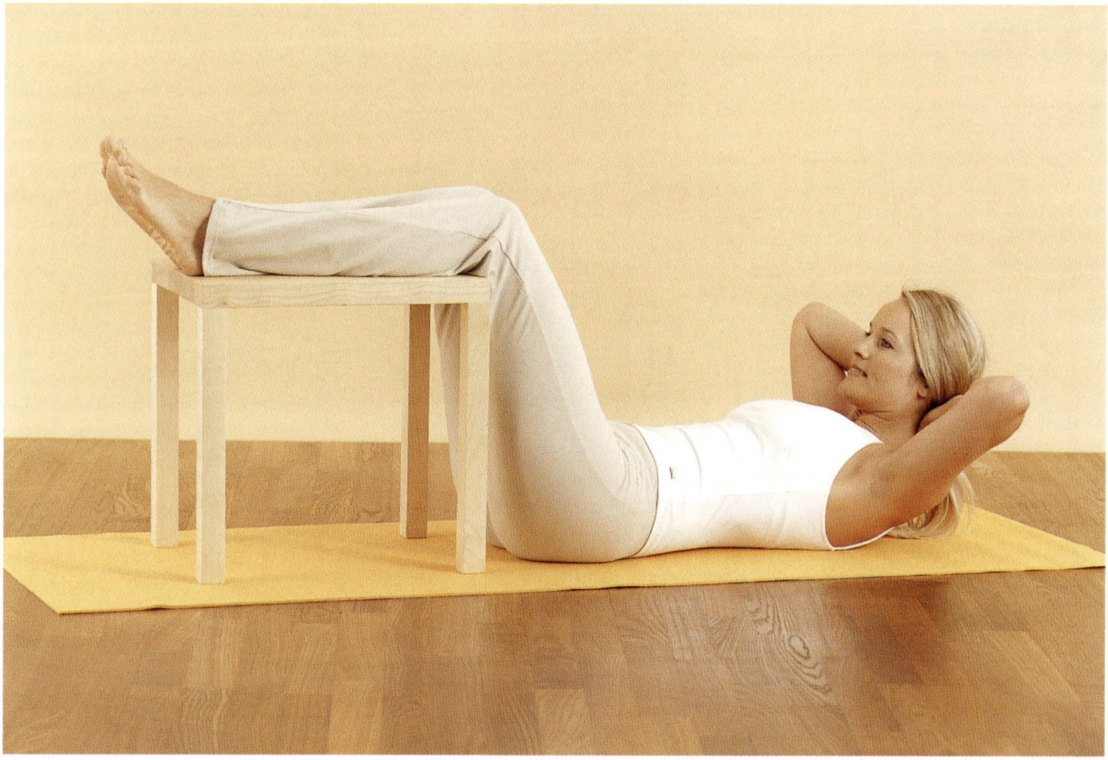

Mit dem kleinen Softball

Manchmal ist es ein kleines Trainingsgerät, welches uns ans Üben erinnert. Ein Softball ist so ein einfaches und leichtes »Übungsgerät«. Es kann sowohl mit zum Arbeitsplatz genommen werden als auch ein Reisebegleiter zu Übungszwecken sein. Außerdem ist ein kleiner Softball recht vielseitig.

Den Fuß langsam über den Ball rollen.

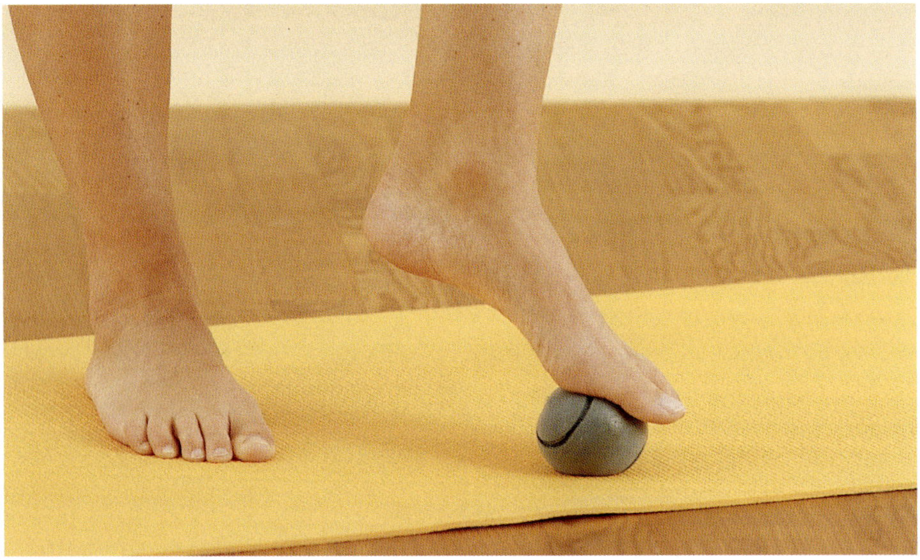

Mit der Ferse den Ball zu Boden drücken.

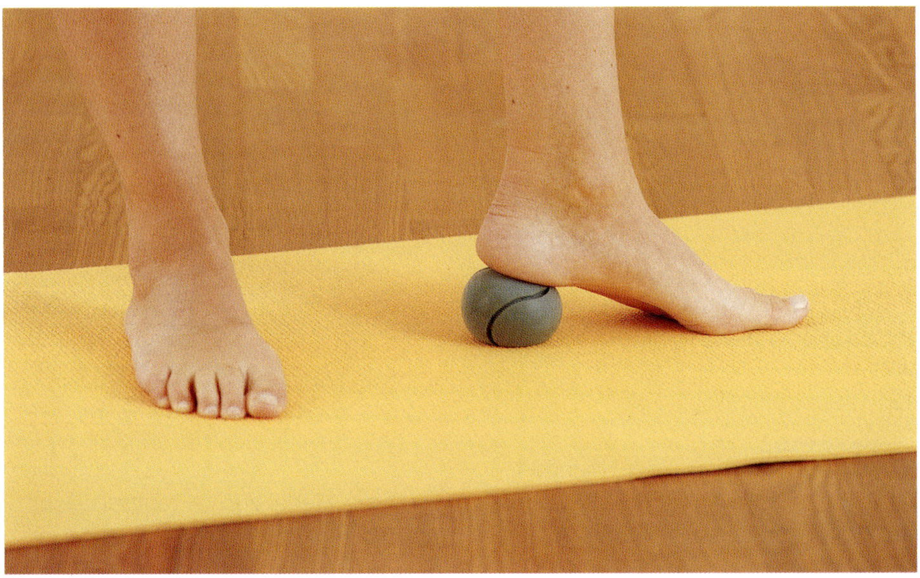

■ Stellen Sie sich aufrecht hin. Verlagern Sie Ihr Gewicht auf den rechten Fuß und legen Sie einen kleinen Softball unter Ihre linke Fußsohle. Rollen Sie den Ball langsam und bewusst unter Ihrem linken Fuß von der Ferse bis zu den Zehen. Spüren Sie dabei, wie die Fußsohle sich dem Ball anschmiegt und die kleinen Fußgelenke in Bewegung geraten. Rollen Sie den Ball mit dem linken Fuß 5-mal hin und her.
Wiederholen Sie die Übung mit der rechten Fußsohle.

■ Legen Sie den Ball mittig unter Ihre linke Ferse und verlagern Sie Ihr Körpergewicht auf das rechte Bein. Drücken Sie mit der linken Ferse den Ball zusammen und lassen Sie den Druck wieder los. Spüren Sie, welche Muskelgruppen Ihres Beines mit dieser Übung beschäftigt sind. Wiederholen Sie diese Übung 5-mal und führen Sie sie nach einer kurzen Pause mit dem rechten Fuß aus.

■ Nehmen Sie den Softball in die rechte Hand. Heben Sie beide Arme bis auf Schulterhöhe an und verweilen Sie hier mit den Armen. Nun heben Sie Ihre rechte Hand über den Kopf und danach auch die linke Hand. Übergeben Sie den Ball über dem Kopf in die linke Hand und senken Sie anschließend die Hände wieder auf Schulterhöhe ab. Und noch einmal: beide Hände nach oben über den Kopf und dort den Ball übergeben. Wiederholen Sie diese Übung 5- bis 10-mal. Auch hierbei ist der Übungseffekt mit davon abhängig, dass die Übung gleichmäßig, bewusst und langsam ausgeführt wird. Es ist also nicht unwichtig, die Arme wieder zur Ausgangsposition zurückzubringen und von dort aus wieder neu zu starten.

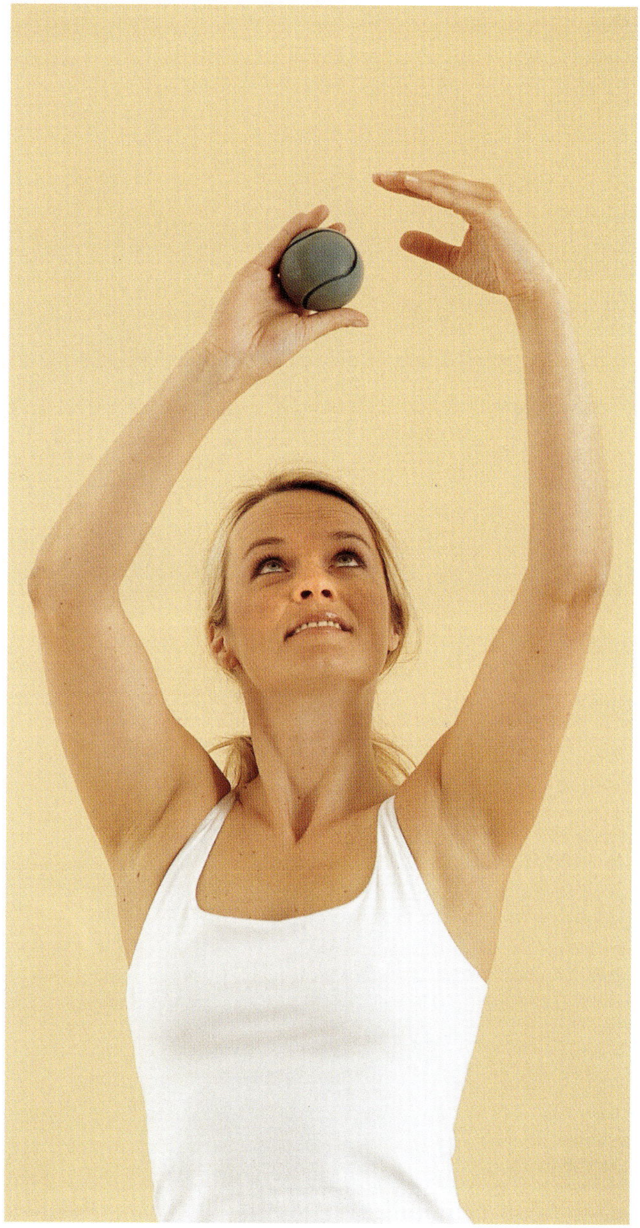

▲ **Ballübergabe von einer Hand in die andere.**

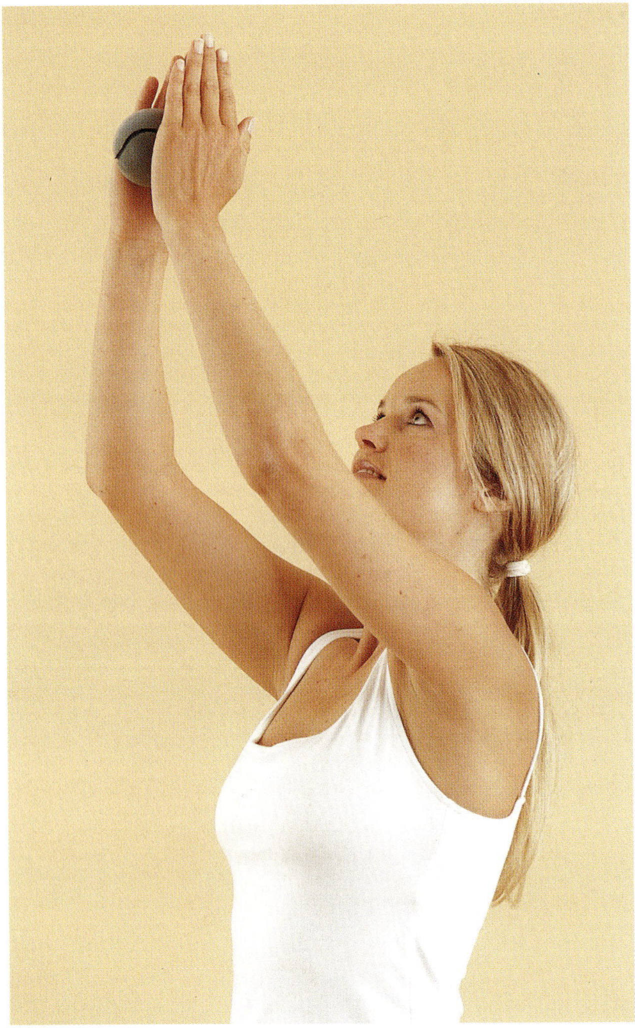

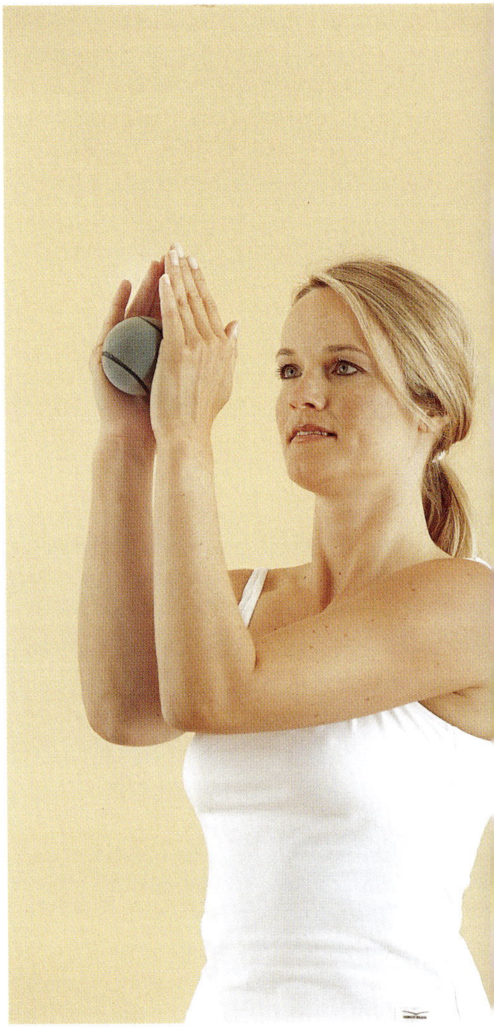

▲ ▶

Links:
Den Ball auf- und abwärts rollen.

Rechts:
Den Ball zusammendrücken.

■ Sie halten den Ball in beiden Händen. Ihre Ellenbogen sind gebeugt, die Hände mit dem Softball haben Sie vor der Brust. Senken Sie Ihren Kopf ein wenig, sodass Sie auf Hände bzw. Ball schauen können. Anschließend beginnen Sie Hände und Ball langsam nach oben zur Zimmerdecke zu schieben und mit Ihrem Blick dem zu folgen. Führen Sie Ball und Hände so weit nach oben, wie es angenehm möglich ist, und gleiten Sie in die Ausgangsstellung zurück. Wiederholen Sie dies 5-mal. Das führt den oberen Rücken in die Streckung.

■ Behalten Sie den Ball in beiden Händen. Ändern Sie jedoch ihre Position ein wenig: Die Unterarme kommen etwa parallel zueinander und die Hände ungefähr auf Augenhöhe. Drücken Sie den Softball nun mit Ihren Händen zusammen und lassen Sie sie wieder los. Wiederholen Sie die Übung für Brust- und Schultermuskulatur 5- bis 10-mal.

■ Legen Sie sich auf den Boden auf eine Gymnastikmatte oder eine andere Unterlage. Ihre Arme liegen neben dem Körper, die Füße stellen Sie auf, Ihre Knie zeigen in Richtung Zimmerdecke. Nehmen Sie den Softball und fügen Sie ihn zwischen Ihre Knie. Drücken Sie nun langsam und ganz bewusst den Ball zusammen und lassen Sie den Druck wieder nach. Wiederholen Sie 5- bis 10-mal.

■ Diese Übung stärkt die Innenseite Ihrer Oberschenkel und die Beckenmuskulatur. Diese Muskelgruppen sind für stabiles Stehen wichtig. Aber auch wenn es um das Tragen von Lasten geht, benötigen wir eine funktionsfähige Beinmuskulatur. Stabilität beim Stehen und Gehen unterstützt den Rücken.
Füße und Beine sind die Basis für eine funktionelle Aufrichtung unseres Körpers. Diese Basis sorgt für eine ökonomisch ausgeglichene Muskelspannung und für unsere Beweglichkeit. So ist die Muskulatur nicht überfordert. Das beugt Verspannungsbeschwerden vor.

▼ **Die Knie drücken den Ball zusammen.**

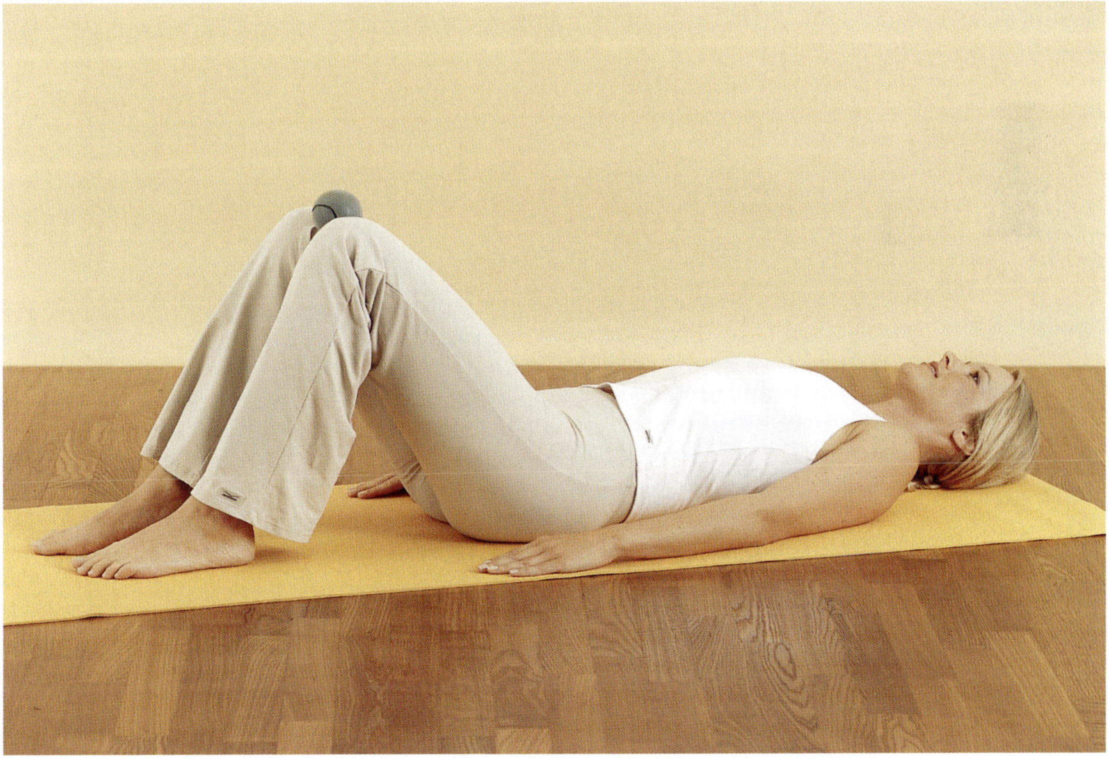

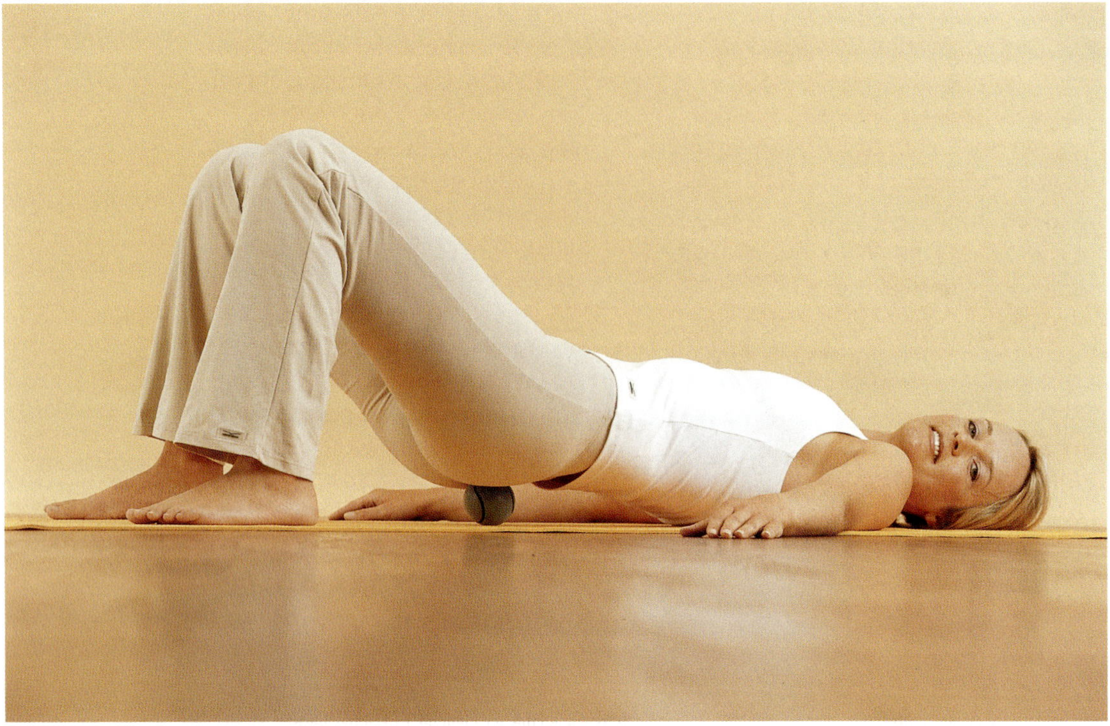

▲ Das Becken drückt den Ball zu Boden.

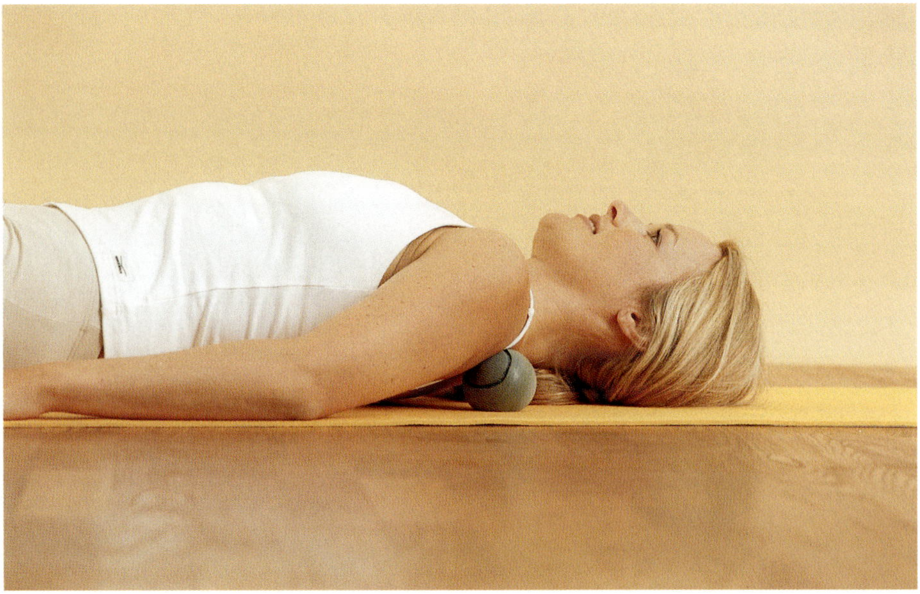

▶ Mit der Schulter den Ball zusammendrücken.

- Bleiben Sie in der vorherigen Position, der Rückenlage, die Füße sind aufgestellt. Legen Sie den Ball unter Ihr Kreuzbein, den dreieckigen Knochen, der Ihre Beckenhälften verbindet. Heben Sie langsam und bewusst Ihr Becken an, dabei kann sich der Ball ausdehnen. Auf dem Rückweg drücken Sie den Ball wieder sanft zum Boden. Heben Sie Ihr Becken nur so weit an, dass Sie stets Kontakt zum Ball halten. Wiederholen Sie diese Übung 5- bis 10-mal.

- Verbleiben Sie in der Rückenlage. Bringen Sie den Ball nun unter Ihre linke Schulter. Drücken Sie sanft Ihre Schulter gegen den Ball und nehmen Sie danach die Spannung aus der Schulter wieder heraus. Machen Sie in dieser Weise 5 Wiederholungen zuerst mit der linken Schulter, danach 5 Wiederholungen mit Ihrer rechten Schulter.

Auf der Matte

- Legen Sie sich bequem auf den Rücken, als Unterlage wählen Sie eine Gymnastikmatte oder eine Decke. Heben Sie Ihren Oberkörper an und ziehen Sie im gleichen Moment Ihre Knie zum Bauch. Mit Ihren Händen umfassen Sie Ihre Unterschenkel, dabei nähert sich die Nase den Knien und Sie werden im Rücken rund. Halten Sie nun mit beiden Händen das rechte Knie, bringen Sie Ihren Oberkörper langsam zum Boden zurück und strecken Sie das linke Bein aus. Ihr rechtes Knie ziehen Sie fest zum Bauch, während Sie das linke Bein bewusst lang machen. Bleiben Sie einen Moment so und werden Sie wieder »rund«, das heißt, Sie umfassen wieder beide Knie und heben ihren Oberkörper vom Boden ab. Nun nehmen Sie Ihr linkes Knie in beide Hände, legen den

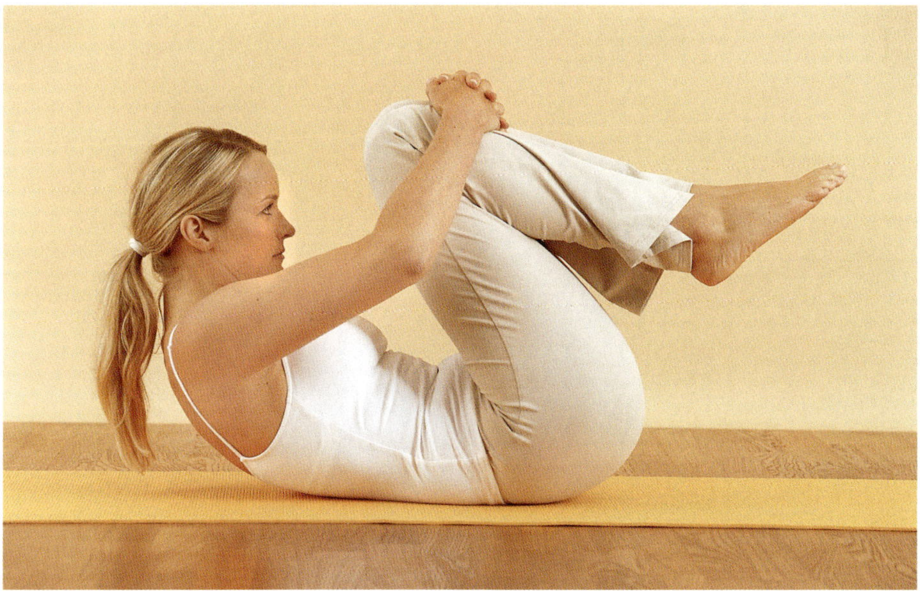

Einrollen: Die Arme umfassen dabei die Knie.

▶ Das Becken hebt sich auf und ab.

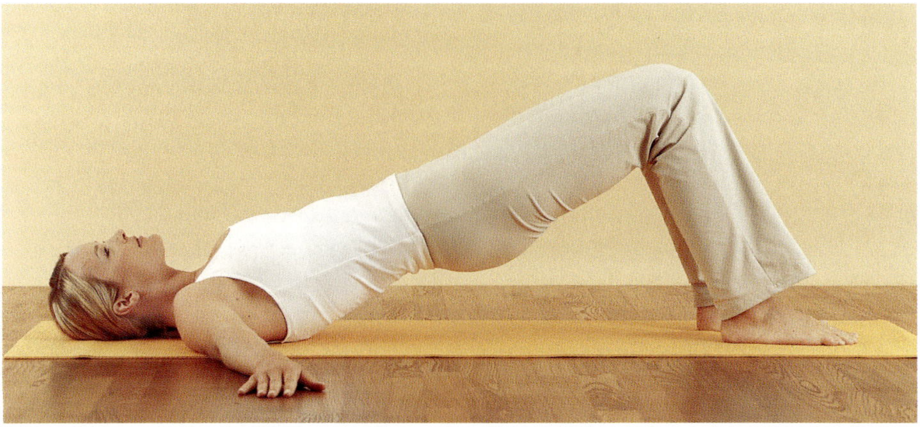

▶ Kopf und Knie bewegen sich von einer Seite zur anderen.

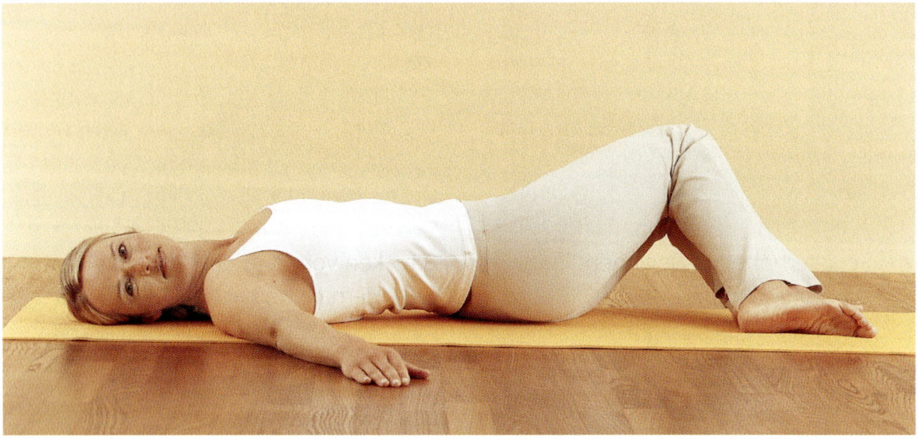

▶ Beide Knie beschreiben einen kleinen Kreis.

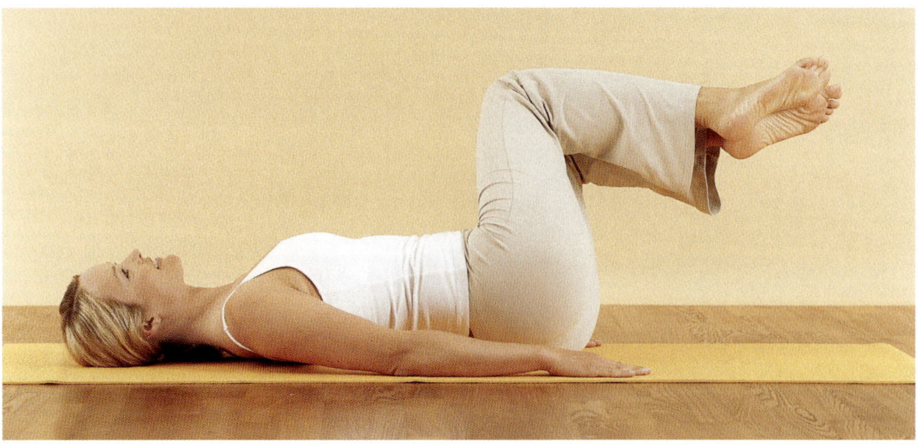

Oberkörper zum Boden zurück und lassen das rechte Bein lang werden. Wechseln Sie die Seiten jeweils 3-mal.

▪ Bleiben Sie auf dem Rücken liegen, Ihre Füße sind auf dem Boden aufgestellt, die Arme liegen neben dem Körper. Langsam und ganz bewusst heben Sie Wirbel für Wirbel Ihr Becken an, bis der Körper von den Schultern bis zu den Knien eine Gerade bildet. Hier verweilen Sie einen kurzen Moment, um dann den Rücken wieder Wirbel für Wirbel am Boden abzulegen. Folgen Sie mit der Aufmerksamkeit der Bewegung und wiederholen Sie die Übung 5- bis 10-mal.

▪ Bleiben Sie in Rückenlage und lassen Sie Ihre Füße auf dem Boden aufgestellt, die Knie sind nah beieinander. Ziehen Sie ihre Arme zur Seite und legen Sie sie auf Schulterhöhe ab. Beginnen Sie langsam Ihre beiden Knie von einer Seite zur anderen zu pendeln. Eine kleine Bewegung zur rechten, eine kleine Bewegung zur linken Seite. Lassen Sie diese Übung langsam größer werden. Beziehen Sie Ihren Kopf in das Geschehen mit ein, indem Sie ihn gegengleich bewegen. Gehen Ihre Knie zur rechten Seite, drehen Sie den Kopf nach links und umgekehrt. Wiederholen Sie 10-mal.

▪ Bleiben Sie in der Rückenlage, die Hände legen Sie neben den Körper. Ziehen Sie Ihre Knie so weit zu sich heran, dass Ober- und Unterschenkel etwa einen rechten Winkel bilden. Beginnen Sie mit beiden Knien eine kleinen Kreis zu beschreiben. Lassen Sie den Kreis zu Anfang der Bewegung ganz bewusst sehr klein sein und steigern Sie sich langsam. Nach circa 5 Wiederholungen beschreiben Sie den Kreis in die andere Richtung.

▪ Gehen Sie in den »Vierfüßlerstand« das heißt, Sie knien auf der Matte und stützen sich mit den Händen ab. Falls Ihre Knie empfindlich sind, unterpolstern Sie diese für die folgenden Übungen mit einem Kissen oder Ähnlichem. Auf Knien und Händen angekommen, beugen Sie Ihren Kopf in Richtung Brust, und ziehen zur gleichen Zeit Ihr rechtes Knie vor in Richtung Bauch. Dabei nähert sich Ihre Nase dem rechten Knie, während das Knie sich Richtung Bauch zieht. Dann strecken Sie Ihr rechtes Bein nach hinten und heben den Kopf nach vorn oben. Wiederholen Sie dieses Annähern von Kopf und Knie und das anschließende Strecken von Bein und Kopf auf dieser Seite 5-mal und nach einer kurzen Pause wiederholen Sie diese Übung mit dem linken Knie. Spüren Sie der Bewegung beziehungsweise der Streckung, die in Ihrer Wirbelsäule entsteht, nach.

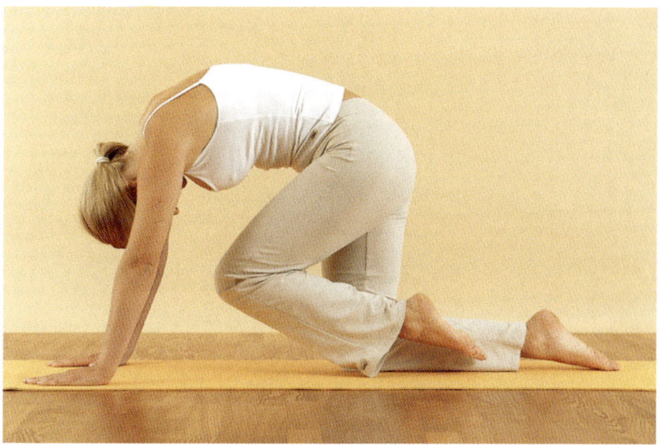

▼
Nase und Knie nähern und entfernen sich.

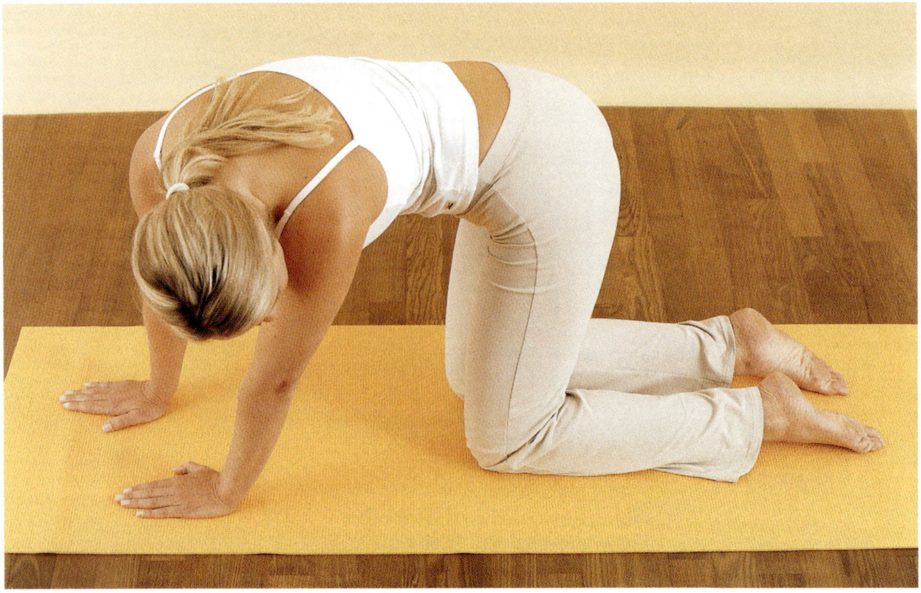

Auf »vier Füßen« zur linken, dann zur rechten Ferse schauen.

- Bleiben Sie im Vierfüßlerstand. Neigen Sie Ihren Kopf nach links und schauen Sie zu Ihrer linken Gesäßhälfte und anschließend wieder nach vorn. Wiederholen Sie diese Seitbewegung nach links 5-mal und spüren Sie der Seitneigung, die Ihre Wirbelsäule vollbringt, nach. Legen Sie danach eine kleine Pause ein und bewegen Sie sich anschließend zur rechten Seite.

- Kommen Sie in die Bauchlage. Legen Sie die Handrücken unter Ihre Stirn, die Ellenbogen zeigen dabei zur Seite und Ihre Knie halten Sie gebeugt, wobei die Füße zur Zimmerdecke zeigen. Beginnen Sie langsam beide Füße von rechts nach links pendeln zu lassen und spüren Sie dabei die Drehbewegung in Ihrem unteren Rücken. Wiederholen Sie das Pendeln von Seite zu Seite 10-mal. Danach strecken Sie die Beine aus, und lassen Ihren Kopf auf den Handrücken von einer Seite zur anderen gleiten. Damit erzeugen Sie eine sanfte Drehung in Ihrer Halswirbelsäule. Auch dieses Drehen wiederholen Sie 10-mal.

- Setzen Sie sich auf den Boden oder auf Ihre Matte. Beugen Sie dabei Ihren rechten Unterschenkel nach hinten, und mit dem linken Fuß berühren Sie Ihren rechten Oberschenkel. Die linke Hand stützt Sie, den rechten Arm heben Sie auf Augenhöhe. Drehen Sie sich nun der rechten Hand mit Ihrem Blick folgend nach links hinten und zur Mitte zurück. Führen Sie diese Drehbewegung langsam aus und folgen Sie der Rotation Ihrer Wirbelsäule mit Ihrer Aufmerksamkeit. Wiederholen Sie das Drehen 5-mal, machen Sie eine kurze Pause und ändern Sie Ihre Position, um auch zur rechten Seite drehen zu können.

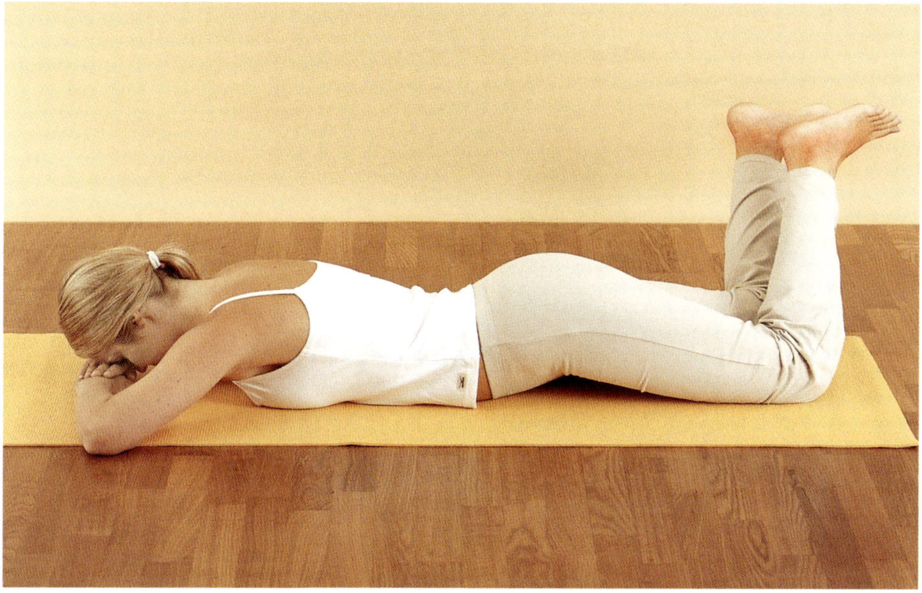

Beide Unterschenkel pendeln von einer Seite zur anderen.

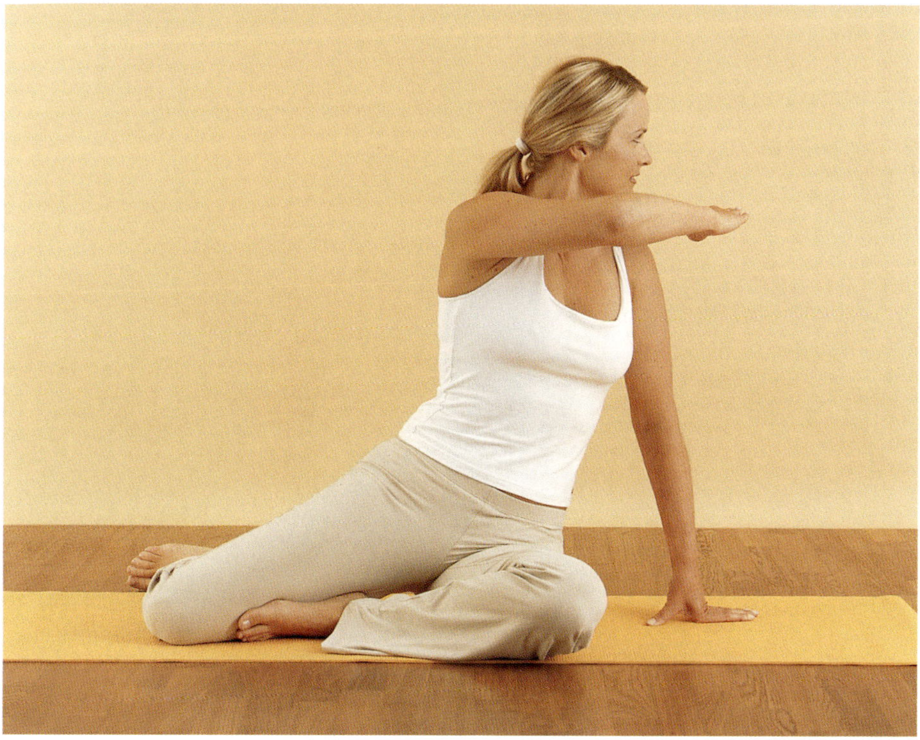

Eine Drehbewegung für die Wirbelsäule.

Dehnübungen

Um möglichst ein uneingeschränktes Bewegungsausmaß unserer Gelenke zu erhalten, ist das Dehnen der Muskulatur eine gut geeignete Methode. Durch Dehnreize steigern wir außerdem die Durchblutung unseres Muskelgewebes. Dehnübungen sind besonders nach einem Muskelkräftigungstraining angezeigt, denn sie halten uns »geschmeidig«.

- Stellen Sie sich aufrecht hin. Richten Sie Ihren Rücken auf, den Bauch spannen Sie leicht an, sodass Ihr Becken etwas nach vorne kippt. Dann verlagern Sie das Gewicht auf Ihren linken Fuß und heben Ihren rechten Fuß nach hinten Richtung Gesäß. Greifen Sie mit beiden Händen Ihren Fuß und ziehen Sie ihn mit der Ferse zu Ihrem Gesäß. Halten Sie sich drei bis fünf Atemzüge in dieser Dehnung, und führen Sie

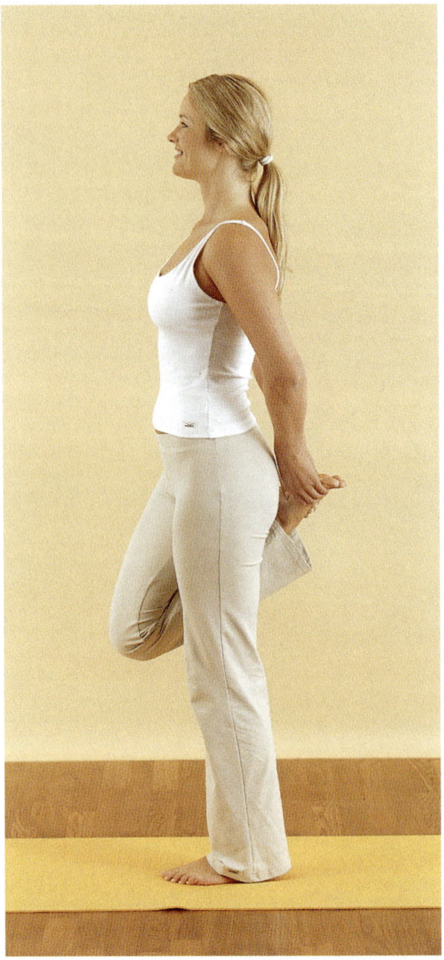

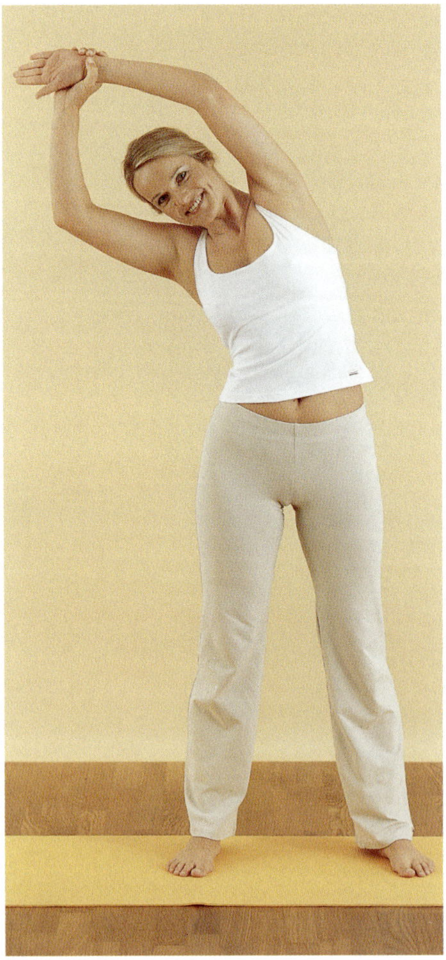

Links:
Der Oberschenkel wird gedehnt.

Rechts:
Die linke Körperseite wird gedehnt .

danach die gleiche Bewegung mit dem linken Bein aus. Die Vorderseiten Ihrer Oberschenkel werden auf diese Weise gedehnt, gleichzeitig wird Ihr Gleichgewichtssinn geschult.

■ Bleiben Sie auf dem Boden stehen, spüren Sie die gesamte Länge Ihrer Wirbelsäule, vom Steißbein bis zum Hinterhaupt. Sie können dabei Ihren linken Fuß vor dem rechten verschränken. Nehmen Sie beide Arme über den Kopf nach oben. Ihre rechte Hand umfasst Ihr linkes Handgelenk. Mit leichtem Zug im linken Handgelenk neigen Sie sich nach rechts herüber, und spüren die Seitneigung Ihrer Wirbelsäule. Bleiben Sie drei Atemzüge in dieser Position. Danach richten Sie sich auf, stellen die Füße wieder parallel und nehmen die Arme nach unten. Atmen Sie bewusst tief ein und aus und anschließend gleichmäßig weiter. Dehnen Sie danach in gleicher Weise Ihre andere Körperhälfte.

■ Sie stehen weiterhin auf dem Boden. Ihre Füße stehen parallel zueinander. In Gedanken ziehen Sie Ihre Halswirbelsäule lang in Richtung Zimmerdecke. Wenn möglich, suchen Sie sich einen Punkt im Raum, den Sie während der Übung fixieren können oder schauen einfach geradeaus. Neigen Sie danach Ihren Kopf zur rechten Seite, sodass Ihr rechtes Ohr sich der rechten Schulter nähert. Gehen Sie nicht unbedingt bis zum Ende Ihres Bewegungsausmaßes, sondern folgen Sie mit Ihrer Aufmerksamkeit der Seitneigung und dehnen Sie Ihre Halswirbelsäule nur so weit, wie es angenehm für Sie ist. Halten Sie diese Dehnung über drei Atemzüge und richten Sie sich danach wieder auf. Legen Sie nun sanft Ihre rechte Hand auf den Kopf, dabei zeigt der rechte Ellenbogen zur Seite. Neigen Sie so Ihren Kopf erneut zur rechten Seite, halten Sie die Dehnung wieder über drei Atemzüge und richten Sie sich danach wieder auf. Machen Sie eine ganz kurze Pause und dehnen Sie dann die andere Seite in gleicher Weise.

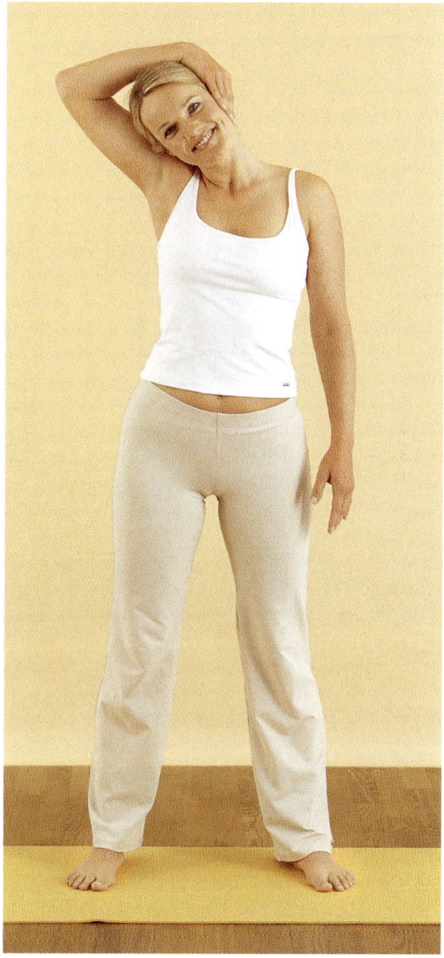

◄ **Die Muskulatur der Halswirbelsäule wird gedehnt.**

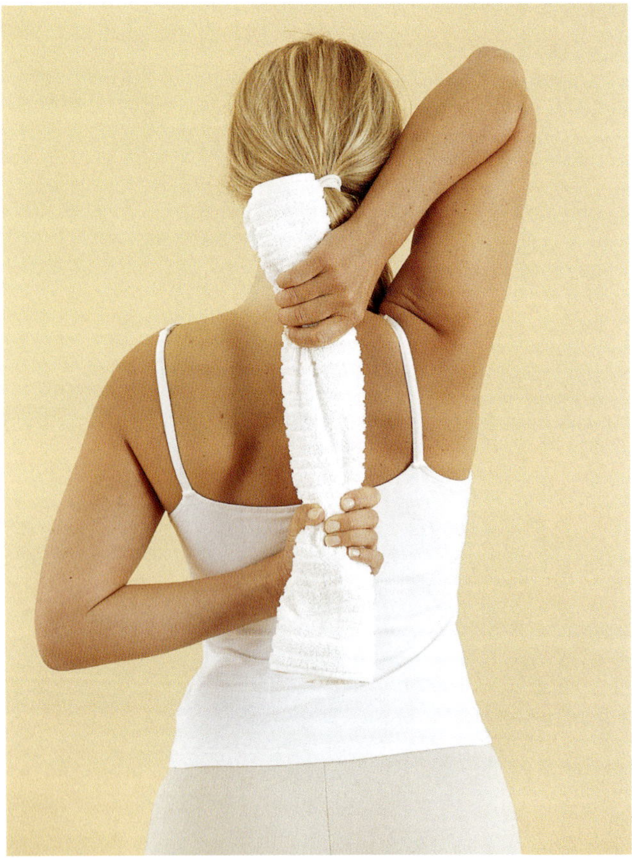

▲
Dehnung für Arm und Schulterbereich.

▪ Bleiben Sie für die nächste Übung weiterhin auf dem Boden stehen. Führen Sie Ihre linke Hand und den linken Unterarm hinter Ihren Rücken, so als wollten Sie mit dem Handrücken zwischen Ihre Schulterblätter gelangen. Gleichzeitig greifen Sie mit Ihrer rechten Hand am Hinterkopf vorbei in Richtung Brustwirbelsäule und versuchen dabei mit der rechten Hand Ihre linke Hand zu greifen. Wenn sich beide Hände erreichen, halten Sie diese Dehnung wieder drei bis fünf Atemzüge. Ihr Rücken ist dabei aufrecht. Falls Sie die Hände nicht zusammenbringen, können Sie z.B. ein Handtuch nehmen, um die Lücke auszufüllen. Durch stetiges Üben wird sich der Abstand Ihrer Hände voneinander verringern.
Nach eine kurzen Pause dehnen Sie in gleicher Weise, allerdings ist dieses Mal der linke Arm oben, und die rechte Hand greift von unten entgegen.

▪ Kommen Sie in den Vierfüßlerstand (Abb. S. 59 oben), auf Hände und Knie, auf eine Gymnastikmatte oder Decke. Lassen Sie anschließend Ihr Gesäß langsam in Richtung Fersen gehen. Ihre Arme strecken Sie weit nach vorn, Ihren Kopf halten Sie leicht angehoben, sodass die gesamte Wirbelsäule inklusive der Halswirbelsäule eine gerade »Linie« bildet. Bleiben Sie in dieser Streckung drei bis fünf Atemzüge.

▪ Kommen Sie zurück in den Vierfüßlerstand. Halten Sie die Wirbelsäule in einer Geraden vom Steißbein bis zum Hinterhaupt (Abb. S. 59 unten). Heben Sie nun Ihr linkes Bein in Verlängerung Ihres Rumpfes. Anschließend heben Sie Ihren rechten Arm, dabei entsteht eine diagonale Linie von der rechten Hand bis zum linken Fuß. Verlängern Sie diese Diagonale (das passiert hauptsächlich in Ihrer Vorstellung), indem Sie die Handfläche der rechten Hand aufrichten, den linken Fuß mit den Zehen zum Boden zeigen lassen, dann die Handfläche ein wenig vorschieben und gleichzeitig die Fußsohle herausschieben. Halten Sie diese diagonale Streckung fünf Atemzüge. Nach einer kurzen Pause führen Sie diese Dehnung auf der anderen Seite aus.

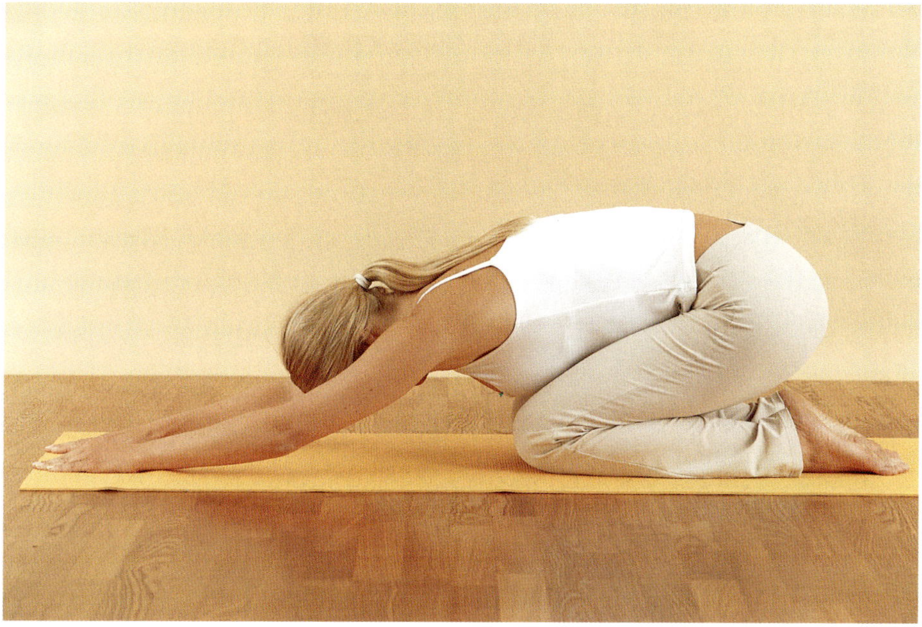

◀ Der Rücken wird gedehnt.

▼ Rechter Arm und linkes Bein gestreckt bewirken eine diagonale Dehnung.

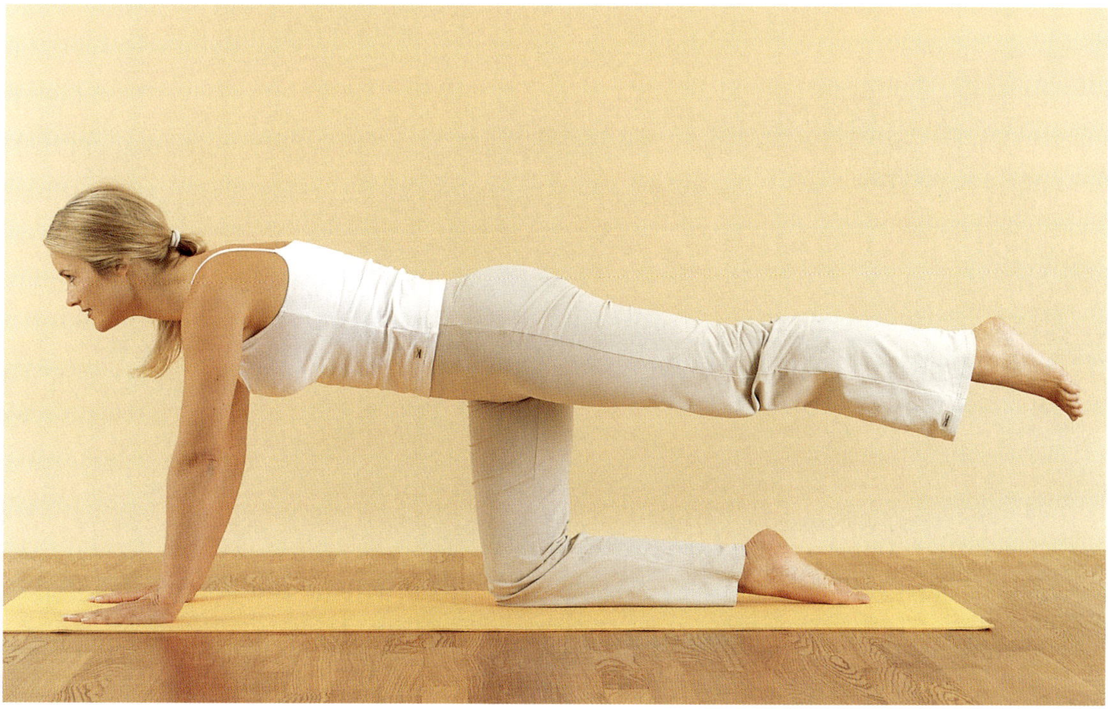

■ Kommen Sie zurück in den Vierfüßlerstand. Stellen Sie jetzt Ihren rechten Fuß vor, ungefähr so weit, dass Ihr rechtes Knie unter Ihrer rechten Achsel landet. Ihren Kopf heben Sie so weit an, dass Ihre Wirbelsäule eine Gerade bildet. Danach strecken Sie Ihr linkes Bein nach hinten, Ihre Zehen sind dabei auf dem Boden. Bleiben Sie drei bis fünf Atemzüge in dieser Streckung. Dann gehen Sie zurück in den Vierfüßlerstand und nach einer kurzen Pause dehnen Sie die andere Seite in gleicher Weise.

■ Begeben Sie sich in die Rückenlage. Beugen Sie Ihr linkes Bein und stellen Sie Ihren Fuß auf den Boden. Bringen Sie Ihren rechten Fußknöchel auf Ihr linkes Knie und ziehen Sie mithilfe Ihrer Bauchmuskulatur die so verschränkten Beine zu sich heran. Greifen Sie anschließend mit beiden Händen – die rechte Hand greift

Ein »Ausfallschritt« dehnt den Hüftbeuger.

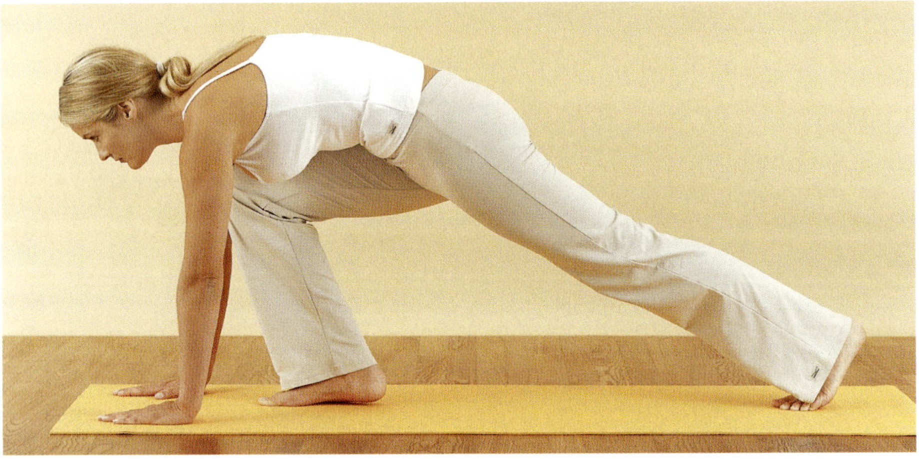

Das Überkreuzen der Beine macht die Hüftgelenke beweglich.

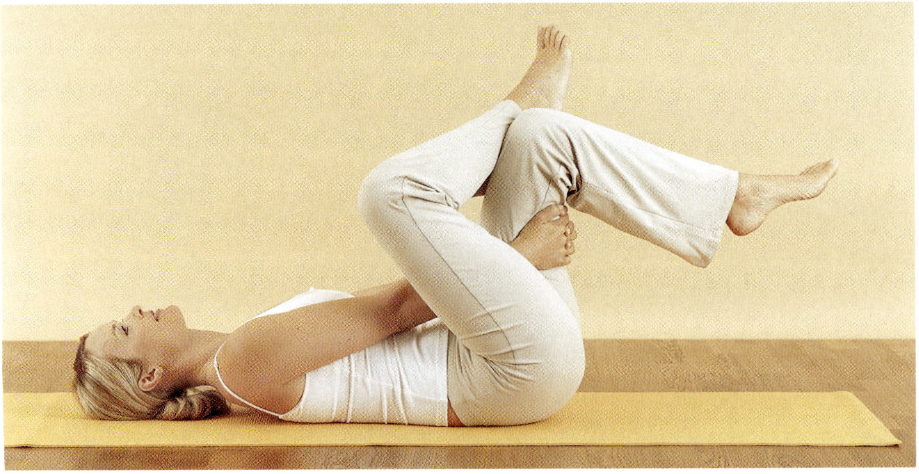

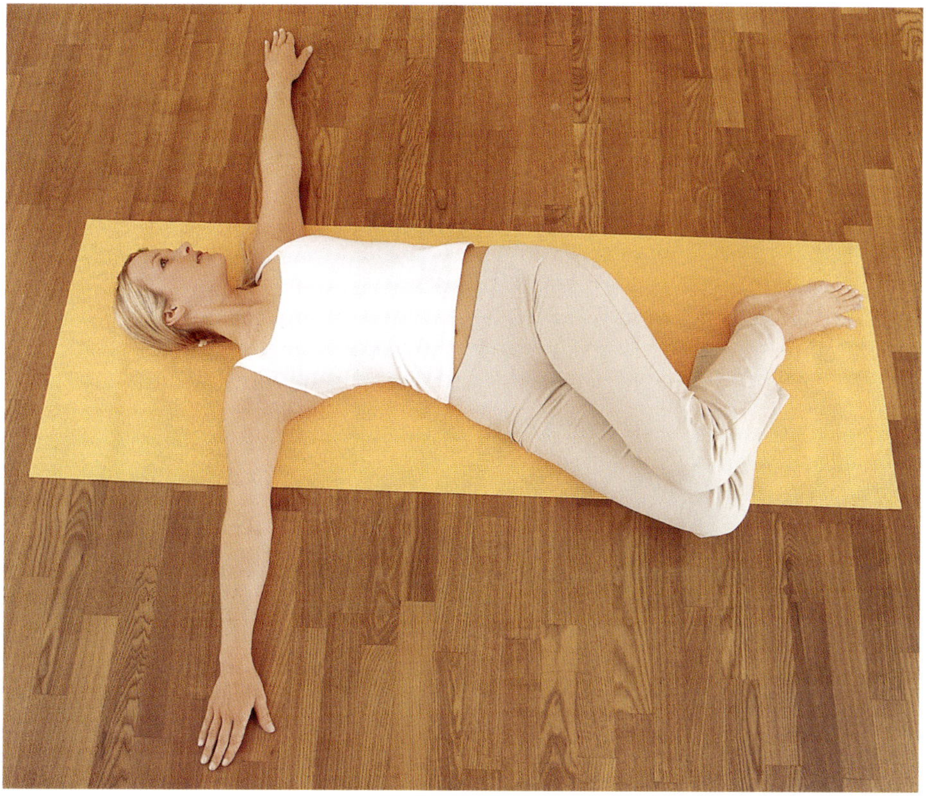

Drehdehnung.

dabei am rechten Knie vorbei, die linke Hand an der Innenseite des linken Oberschenkels – Ihr linkes Schienbein, und ziehen Sie die verschränkten Beine einige Zentimeter zu sich heran. Sollten Sie Mühe haben, den Unterschenkel zu umfassen, so halten Sie mit Ihren beiden Händen die Oberschenkelrückseite Ihres linken Oberschenkels. Auf diese Weise erreichen Sie eine etwas sanftere Dehnung der Hüfte. Halten Sie den Dehnreiz drei bis fünf Atemzüge und dehnen Sie nach einer kurzen Pause die rechte Seite.

- Bleiben Sie in der Rückenlage. Stellen Sie beide Füße auf den Boden, Ihre beiden Knie bringen Sie nah zueinander. Die Arme legen Sie seitlich auf Schulterhöhe ab. Lassen Sie nun beide Knie langsam nach rechts sinken und drehen Sie gleichzeitig Ihren Kopf zur linken Seite. Für fünf Atemzüge verbleiben Sie in dieser Drehdehnung, und lassen dann Knie und Kopf mit der folgenden Ausatmung zur Mitte zurückgleiten. Bleiben Sie einen kurzen Moment liegen und lassen nun beide Knie nach links sinken und drehen den Kopf zur rechten Seite. Verbleiben Sie auch auf dieser Seite für fünf Atemzüge in der Dehnung und kommen Sie danach zur Ausgangsposition zurück.

Übungen zur Entspannung

Für die Funktion von Muskulatur und Organen ist ein entspannter Körper von großer Bedeutung. In der Entspannung sinkt der Muskeltonus auf einen physiologischen Wert. Damit wird ein optimaler Zustand für unsere Beweglichkeit erreicht. Aber auch für unsere Organe ist Entspannung von Bedeutung, denn in der Entspannung kann der Organismus regenerieren und neue Energien bilden.

In Rückenlage

- Legen Sie sich in der Rückenlage bequem auf eine Gymnastikmatte oder eine Decke. Sie können Entspannungsübungen auch gut vor dem Einschlafen im Bett ausführen.

Lassen Sie sich ganz bewusst auf Ihre Unterlage sinken. Mit jedem Atemzug lassen Sie mehr Muskelspannung los. Ihre Arme werden schwer, Ihre Beine werden schwer, Sie atmen bewusst und gleichmäßig ein und aus. Mit jedem Atemzug sinken Sie mehr in die Unterlage. Sie spüren beide Füße und Ihre Unterschenkel, Ihre Knie und Oberschenkel. Ihre Beine werden schwer und auch Ihre Arme werden schwer. Wie im Autogenen Training sagen Sie sich den Satz »Meine Beine sind ganz schwer«, und dies mehrmals. Danach den Satz »Meine Arme sind ganz schwer«. Sie bleiben in dieser Entspannungsposition und

Entspannte Rückenlage.

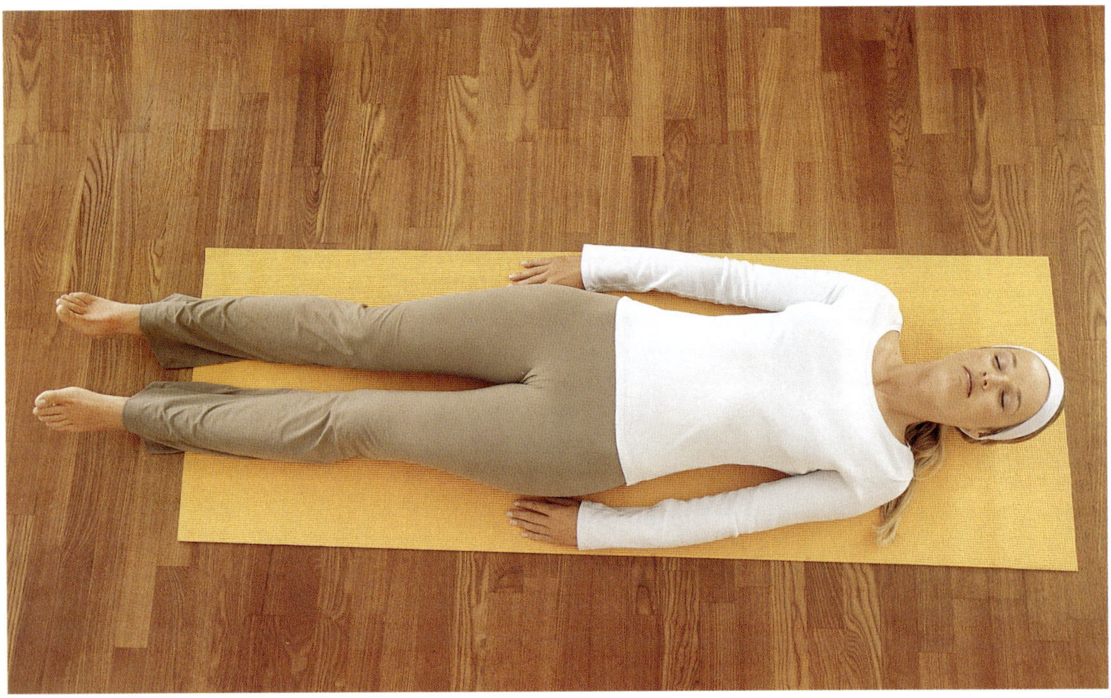

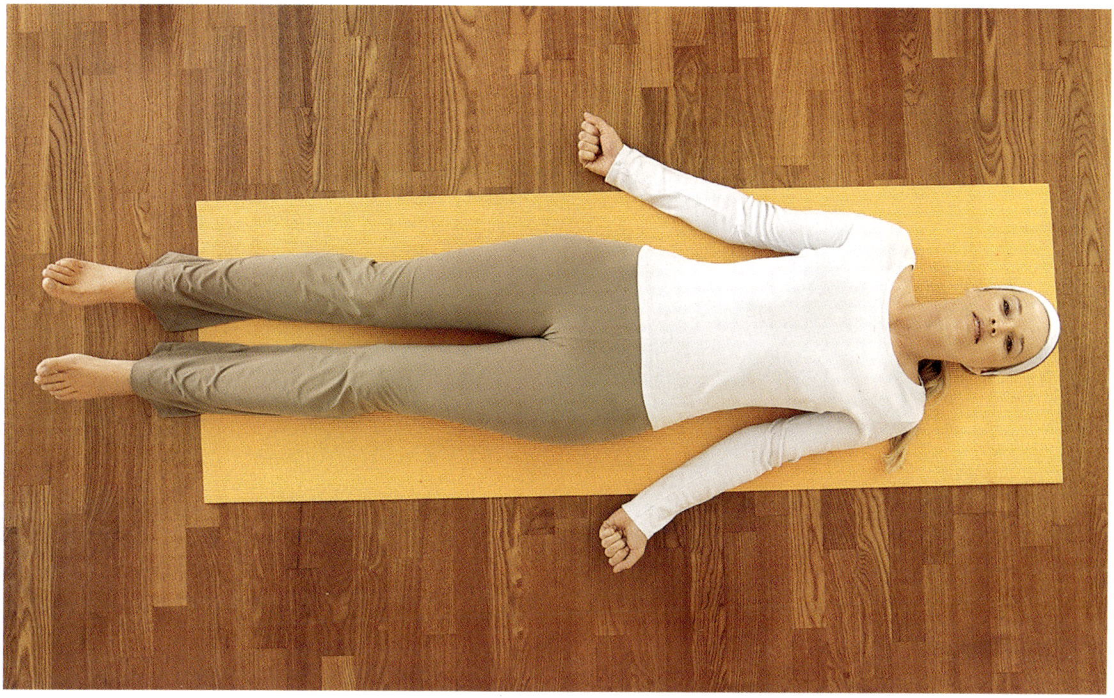

folgen mit der Aufmerksamkeit Ihrer Atmung. Nach fünf bis zehn Atemzügen drehen Sie Ihren Kopf einige Male von einer Seite zur anderen. Führen Sie dies langsam und ohne Anstrengung aus. Bleiben Sie, je nach Ihrem persönlichen Zeitplan, noch eine Zeit so liegen und verfolgen Sie die Entspannung, die in ihrem Körper entsteht.

- Spannen Sie jetzt beide Hände zu Fäusten. Atmen Sie gleichmäßig weiter, und lassen Sie die Anspannung nach ungefähr vier Atemzügen wieder los. Wiederholen Sie dieses Anspannen und Entspannen der Hände 5-mal.

- Spannen Sie Ihre Füße an, ziehen Sie die Zehen nach oben, drücken Sie dabei die Waden gegen die Unterlage. Atmen Sie, während Sie die Spannung halten, gleichmäßig weiter. Halten Sie die Anspannung ungefähr vier Atemzüge lang und lassen Sie sie wieder los. Wiederholen sie dies 5-mal.

▲ **Die Hände werden angespannt.**

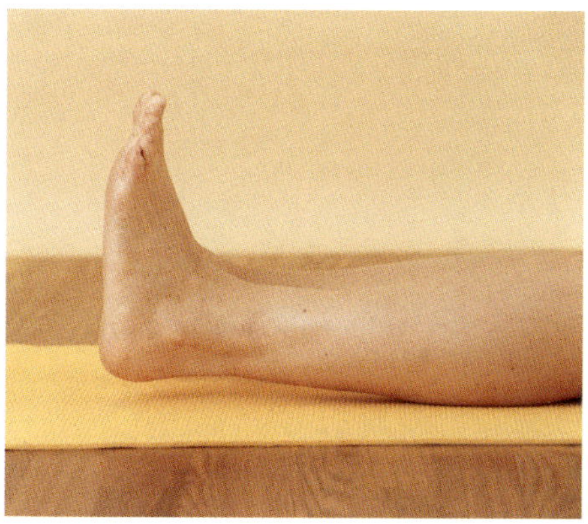

◄ **Die Unterschenkel werden angespannt.**

Schultern zum Boden drücken.

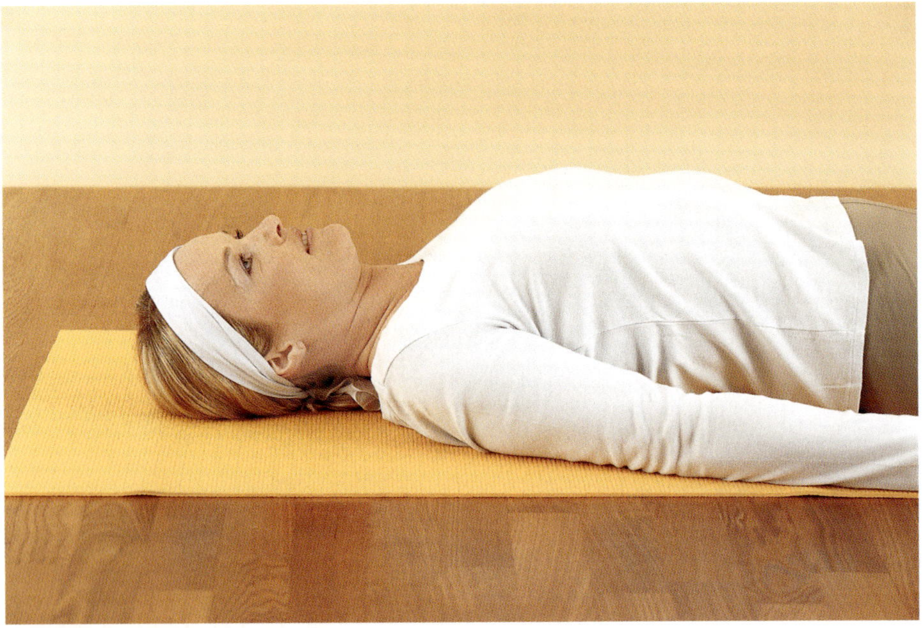

Gesichtsmuskulatur anspannen.

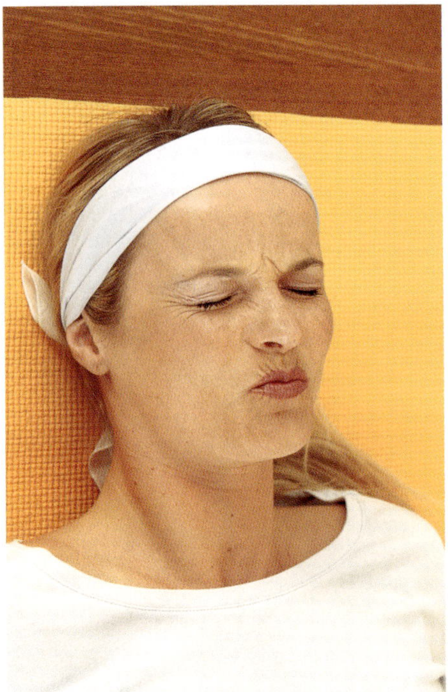

- Spannen Sie beide Schultern an und drücken Sie Ihre Schultern fest nach unten gegen Ihre Unterlage. Halten Sie diese Spannung wieder für vier Atemzüge. Danach lösen Sie die Spannung in den Schultern wieder auf.

- Spannen Sie Ihre Gesichtsmuskulatur an, machen Sie eine Grimasse. Halten Sie die Spannung in der Gesichtsmuskulatur und atmen Sie dabei gleichmäßig weiter. Nach ungefähr vier Atemzügen lassen Sie die Anspannung in Ihrem Gesicht los. Wiederholen Sie dieses Grimassenschneiden 5-mal. Diese Spannungsübungen sind ein idealer Einstieg für Entspannungsanfänger. Und außerdem haben die Gesichtsübungen noch den positiven Nebeneffekt eines Faceformings. Ein entspanntes Gesicht ist schön!

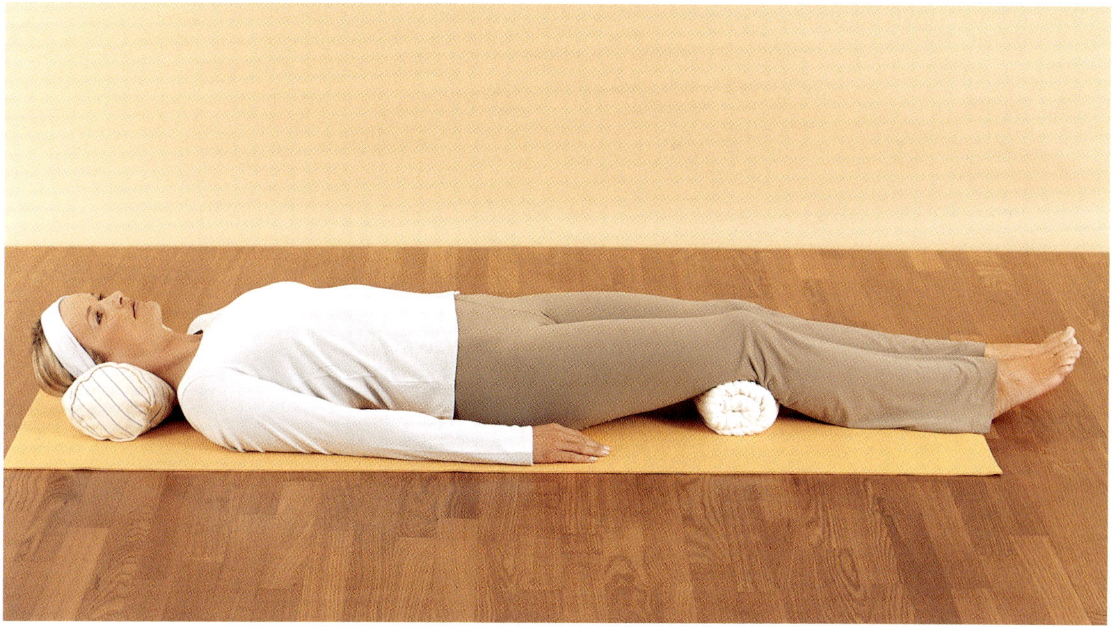

▲

Entspannte Rückenlage mit Kopfkissen und Knierolle.

Eine kleine Reise durch den Körper

Körperreisen wirken entspannend und schulen das Körperbewusstsein. Ein gutes Körperbewusstsein ist bei unterschiedlichen Dingen hilfreich. Es kann helfen, bei einseitiger Belastung von Rücken und Gelenken rechtzeitig Meldung zu machen, sodass wir die Möglichkeit haben einen Ausgleich zu schaffen.

- Legen Sie sich bequem auf den Boden. Bei Bedarf legen Sie ein Kissen unter Ihren Kopf oder eine Rolle unter Ihre Knie um wirklich bequem zu liegen. Beginnen Sie dann mit Ihrer Aufmerksamkeit die Rückseite Ihres Körpers, also die Seite auf der Sie liegen, wahrzunehmen. Beginnen Sie mit den Füßen. Nehmen Sie Ihre Füße wahr: Die Fußsohlen, alle zehn Zehen, die Fersen, die Fußrücken und die Fußknöchel. Lassen Sie sich Zeit bei dieser Körperreise. Gehen Sie anschließend mit Ihrer Aufmerksamkeit weiter zu Ihren Unterschenkeln und zu Ihren Knien. Spüren Sie die Unterschenkel von den Fußknöcheln bis zu den Knien. Und lassen Sie die Aufmerksamkeit weitergehen zu Ihren Oberschenkeln, von den Knien bis zu den Hüftgelenken. Verfolgen Sie die gesamte Länge Ihrer beiden Beine von den Füßen bis zu den Leisten, dort wo die Hüftgelenke sind. Spüren Sie Ihr Becken, die Rückseite und die vordere Seite mit Ihrem Bauch. Wenn Sie einatmen spüren Sie die Bewegung, die im Bauchraum entsteht. Lassen Sie die Aufmerksamkeit weiterziehen zum Brustraum und zu den Schultern. Wie liegen die Schultern auf dem Boden auf? Können Sie die Schultern noch weicher, noch entspannter werden lassen? Nun gehen Sie mit der Aufmerksamkeit von den Schultergelenken zu Ihren Oberarmen, danach zu den Ellenbogen und zu Unterarmen und Händen. Spüren Sie Ihre beiden Arme. Nehmen Sie Ihre Hände wahr, die Handinnenflächen, die Handrücken und Ihre Finger. Und kehren Sie diesen Weg noch einmal um, indem Sie von den Fingern aufwärts bis zu den Schultergelenken Ihre beiden Arme wahrnehmen. Sind Ihre Arme entspannt? Lenken Sie die Aufmerksamkeit jetzt zu Ihrem Rücken, zu Ihrer Wirbelsäule, der Mitte Ihres Rückens. Können Sie die Wirbelsäule auf dem Boden spüren? Wie entspannt ist Ihr Rücken? Vielleicht können Sie noch etwas Spannung abgeben und den Rücken lockerlassen, Versuchen Sie es einmal. Zum Abschluss der Körperreise bleiben Sie noch einen Moment auf dem Boden liegen und nehmen sich in Ihrer Gesamtheit wahr.

Diese Körperreise können Sie auch im Sitzen durchführen.

Körperwahrnehmung schult das Bewusstsein und Körperempfinden. Eine gute Selbstwahrnehmung wiederum kann hilfreich sein, Körperstörungen und kommende Beschwerden frühzeitig zu erkennen und so die Möglichkeit des Ausgleichens rechtzeitig ergreifen. Mit einem guten Körperempfinden werden Sie rechtzeitig spüren, wann Sie eine Bewegungspause oder Ruhepause benötigen. Körperwahrnehmung und Empfinden ist also ein wichtiger Faktor in der Gesundheitsvorsorge.

Entspannung auch mal zwischendurch

■ Schalten Sie eine Entspannungsmusik ein und nehmen Sie sich einen Stuhl, Hocker oder Sessel. Legen Sie sich davor so auf den Rücken, dass Sie Ihre Unter-

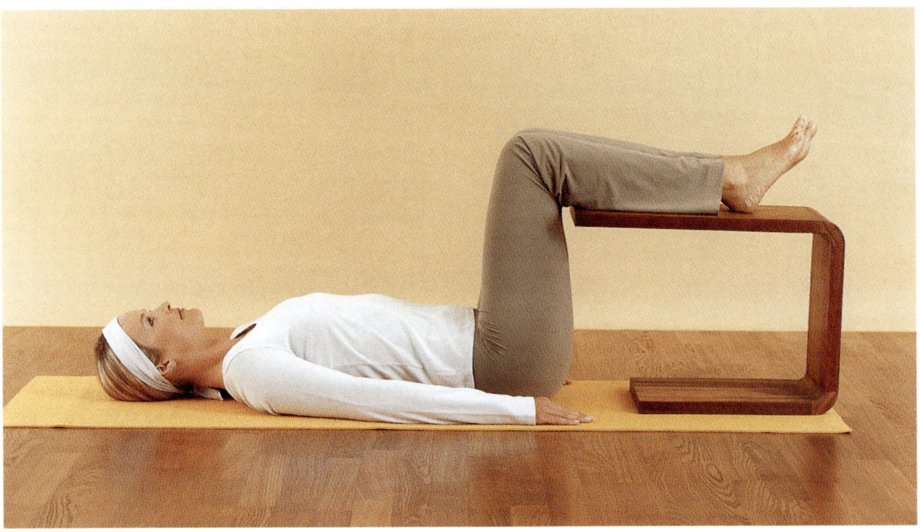

Entlastung für Rücken und Venen.

schenkel auf dem Sitzmöbel bequem platzieren können. Ihren Oberkörper legen Sie bequem ab, wenn Sie benötigen, nehmen Sie ein Kissen unter Ihren Kopf. Die Unterschenkel liegen auf dem Stuhl beziehungsweise Hocker so auf, dass die Kniegelenke ungefähr einen rechten Winkel bilden und die Beindurchblutung gefördert wird. Das Ablegen sollte also nirgendwo an Ihrem Unterschenkel unangenehm sein. Bleiben Sie in dieser »Entlastungslage« fünf bis zehn Minuten, achten Sie dabei auf Ihre Atmung und entspannen Sie sich mit Ihrer Musik. Diese Übung ist sowohl zur Entlastung Ihres gesamten Rückens als auch zur Förderung Ihrer Beindurchblutung hervorragend geeignet und außerdem noch sehr entspannend.

- Legen Sie sich auf die rechte Seite, Ihr rechtes Bein ist gestreckt, Ihr linkes Bein ist vor Ihrem Körper gebeugt. Ihr rechter Arm liegt unter Ihrem Kopf, Ihr linker Arm vor Ihrem Körper. Bleiben Sie so fünf Atemzüge, danach drehen Sie sich auf die linke Seite. Diese entspannende Seitenlage entlastet Ihren gesamten Rücken. Sie eignet sich für eine Kurzentspannung zwischendurch ebenso wie zur Entlastung während der Wirbelsäulenübungen.

- Legen Sie sich auf den Rücken. Ziehen Sie beide Knie zum Bauch und umfassen Sie Ihre beiden Unterschenkel mit Ihren Händen. Halten Sie sich drei bis fünf Atemzüge in dieser »Kauerstellung«. Dann nehmen Sie nur Ihren rechten Unterschenkel mit beiden Händen, halten ihn fest und strecken gleichzeitig das linke Bein. Verweilen Sie so für drei bis fünf Atemzüge und wechseln Sie anschließend zum andern Bein. Danach kommen Sie noch einmal für drei bis fünf Atemzüge zurück in die »Kauerstellung«. Verbleiben Sie in dieser Position ebenfalls drei bis fünf Atemzüge oder auch länger, wenn es Ihrem unteren Rücken gut tut.

Über diesen Wechsel zwischen Beugen und Strecken der Wirbelsäule erzielen Sie in recht kurzer Zeit eine deutliche Entlastung.

Oben:
Pause für den Rücken in halber Seitlage.

Unten:
Entlastung für die Wirbelsäule in der »Kauerstellung«.

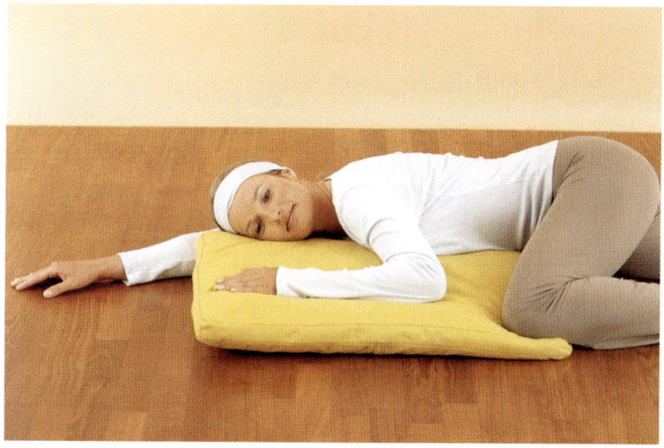

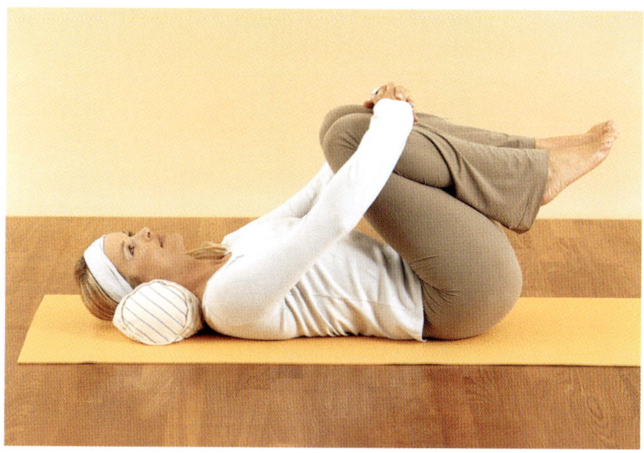

Atemübungen

Atmung versorgt unseren Körper mit Sauerstoff. Sauerstoff ist unerlässlich für eine Vielzahl wichtiger Körperfunktionen. Nach nur sehr kurzer Zeit ohne Sauerstoff wären wir nicht mehr lebensfähig. Eine ausreichende Atemtiefe hingegen sorgt für Entspannung und eine Verbesserung sämtlicher Organfunktionen. Für den Rücken bedeutet das, dass sich der Brustkorb mit unserer Atmung hebt und senkt und dadurch die vielen kleinen Rippen- und Wirbelsäulengelenke in Bewegung kommen.

■ Legen Sie sich entspannt auf den Boden. Legen Sie sich eine Rolle unter Ihre Knie oder stellen Sie die Füße auf den Boden. Ihre Hände legen Sie auf den Bauch, ungefähr auf Höhe des Bauchnabels. Atmen Sie in Ihrem gewohnten Atemrhythmus ein und aus. Spüren Sie wie durch Ihre Einatmung sich der Bauch vorwölbt und durch die Einatmung wieder flacher wird. Atmen Sie weiter im vertrauten Rhythmus und folgen Sie mit Ihrer Aufmerksamkeit der Bewegung, die Ihr Atem auslöst.

■ Begeben Sie sich in die »Sichelmond-Lage« (Abb. S. 69 oben). Nehmen Sie dazu Ihre Hände nach hinten über den Kopf und legen Sie sie bequem ab. Beide Beine rücken Sie nun langsam, und so weit es Ihnen angenehm ist, zur rechten Seite. Gleichzeitig bringen Sie beide gestreckten Arme ein wenig nach rechts. Sie sind dann in Ihrer rechten Flanke gebeugt und auf der linken Seite gedehnt. Führen Sie diese Dehnung nur so weit aus, wie es Ihnen angenehm ist. Verbleiben Sie für drei bis fünf Atemzüge in dieser Position und folgen Sie mit Ihrer Aufmerksamkeit Ihrer Ein- und Ausatmung. Anschließend bringen Sie Arme

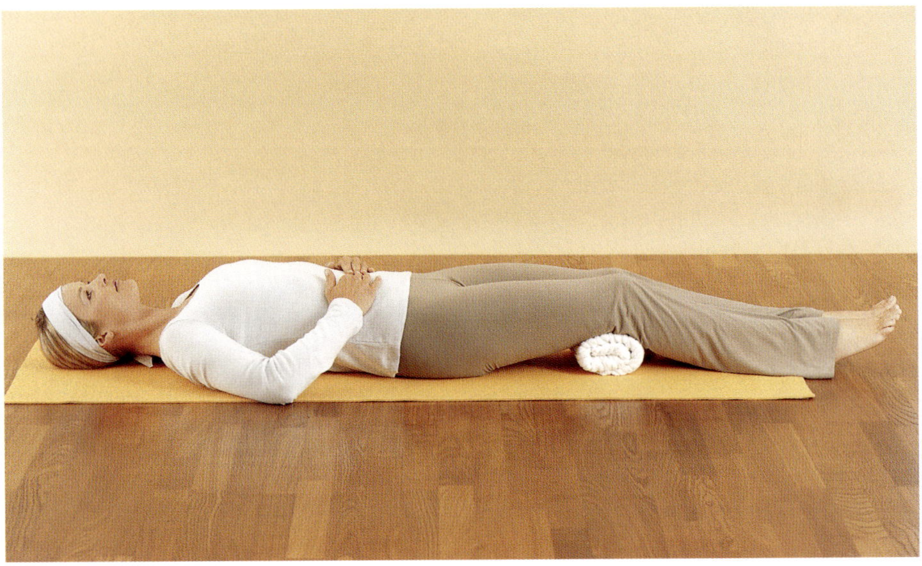

▶ **Bauchatmung.**

und Beine in eine gerade Position, und nach einer kurzen Pause neigen Sie Arme und Beine zur linken Seite. Auch auf der Seite bleiben Sie drei Atemzüge in dieser »Sichelmond-Lage« und folgen bewusst Ihrer Atmung.

- Legen Sie sich auf den Bauch. Nehmen Sie die Handrücken unter die Stirn, Ihre Ellenbogen zeigen zur Seite. Ihre Aufmerksamkeit lenken Sie auf Ihren Atem. Spüren Sie, wie in dieser Bauchlage Ihre Atmung Ihren Rücken bewegt. Atmen Sie einmal tief ein und aus. Spüren Sie, wie Ihr Bauch gegen den Boden drückt, während der Brustkorb sich weitet und der Rücken sich hebt. Atmen Sie in dieser Bauchlage bewusst 5-mal ein und aus und folgen Sie mit Ihrer Aufmerksamkeit der Bewegung des Brustkorbs.

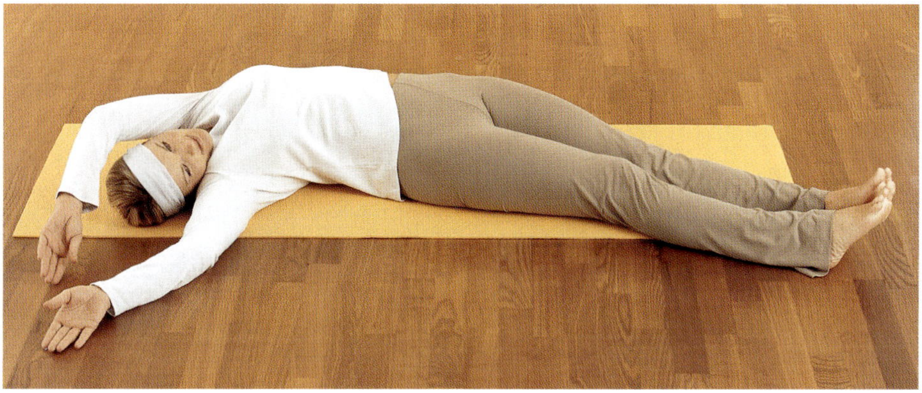

Sichelmondlage.

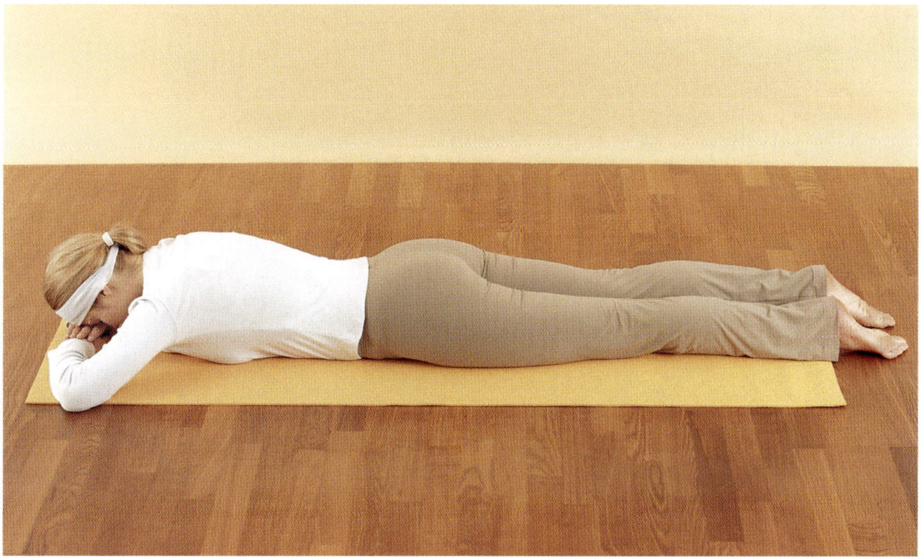

Atmung für den hinteren Brustkorb.

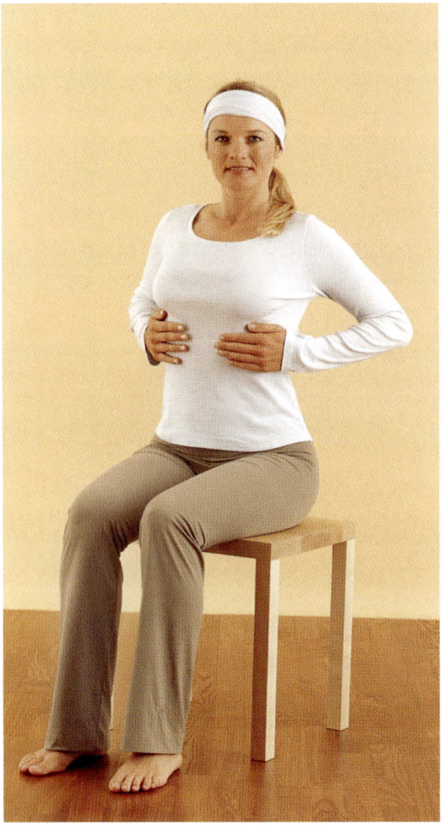

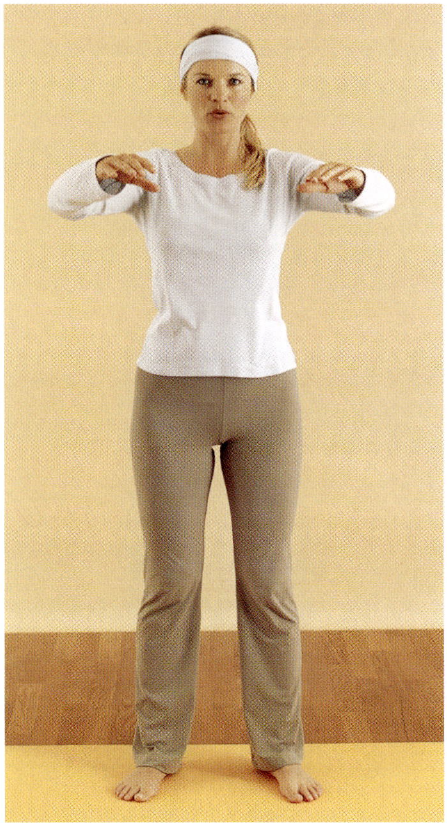

Links:
In den seitlichen Brustkorb einatmen und schubweise wieder ausatmen.

Rechts:
Beide Arme gleichzeitig in kleinen Bewegungen nach unten führen, dabei schubweise ausatmen.

■ Setzen Sie sich auf einen Stuhl oder Hocker. Ihre Füße stehen auf dem Boden, Ihr Rücken ist aufgerichtet. Legen Sie die Hände auf Ihren unteren Rippenbogen und atmen Sie in Ihrem Rhythmus ein und wieder aus. Versuchen Sie Ihre Atemluft dort hinzulenken, wo Ihre Hände sind, zum unteren Rippenbogen. Spüren Sie wie sich der Brustkorb an der Stelle weitet und mit Ihrer Atmung bewegt. Machen Sie drei bis fünf Atemzüge in dieser Weise. Anschließend legen Sie die Hände auf den Bauch und führen so ebenfalls noch fünf Atemzüge aus. Hierbei lassen Sie den Bauch mit der Einatmung vorwölben und mit der Ausatmung flacher werden.

■ Stellen Sie sich auf den Boden. Die Füße sind parallel, Ihre Arme neben dem Körper, Ihr Rücken ist aufgerichtet. Während Sie nun durch die Nase einatmen, heben Sie beide Arme nach oben in Richtung Zimmerdecke. Sie atmen danach in kleinen pustenden Schüben durch den Mund aus und schieben die Hände ebenso Schub für Schub nach unten. Atmen Sie mit Geräusch aus, das baut Stress ab und entspannt. Wiederholen Sie dies 5- bis 7-mal.

Fünf-Minuten-Programm für den Alltag

Hier eine kleine Auswahl an Bewegungen, für die Sie höchstens fünf Minuten benötigen.

Am Morgen nach dem Aufwachen

Über Nacht hat sich Ihr Körper regeneriert und ist mit neuer Energie aufgetankt. Trotzdem kann es ganz unterschiedliche Gründe dafür geben, dass Ihre Gelenke Startschwierigkeiten haben. Hier ein kleines Aufwärmprogramm, um frühmorgens gut zu starten.

- Legen Sie sich für Ihr Morgenprogramm (Abb. S. 72) auf den Rücken: Recken und strecken Sie sich erst einmal kräftig und atmen Sie dabei bewusst tief ein und aus. Danach beginnen Sie mit Ihren Füßen zu kreisen. Ganz leicht und einfach drehen sich die Füße in den Fußgelenken und um die Fußknöchel herum ist nun Bewegung. Dieses Kreisen wiederholen Sie 5-mal in die eine und 5-mal in die andere Richtung. Anschließend lassen Sie Ihre beiden Beine in der

▼ **Recken und strecken nach dem Aufwachen.**

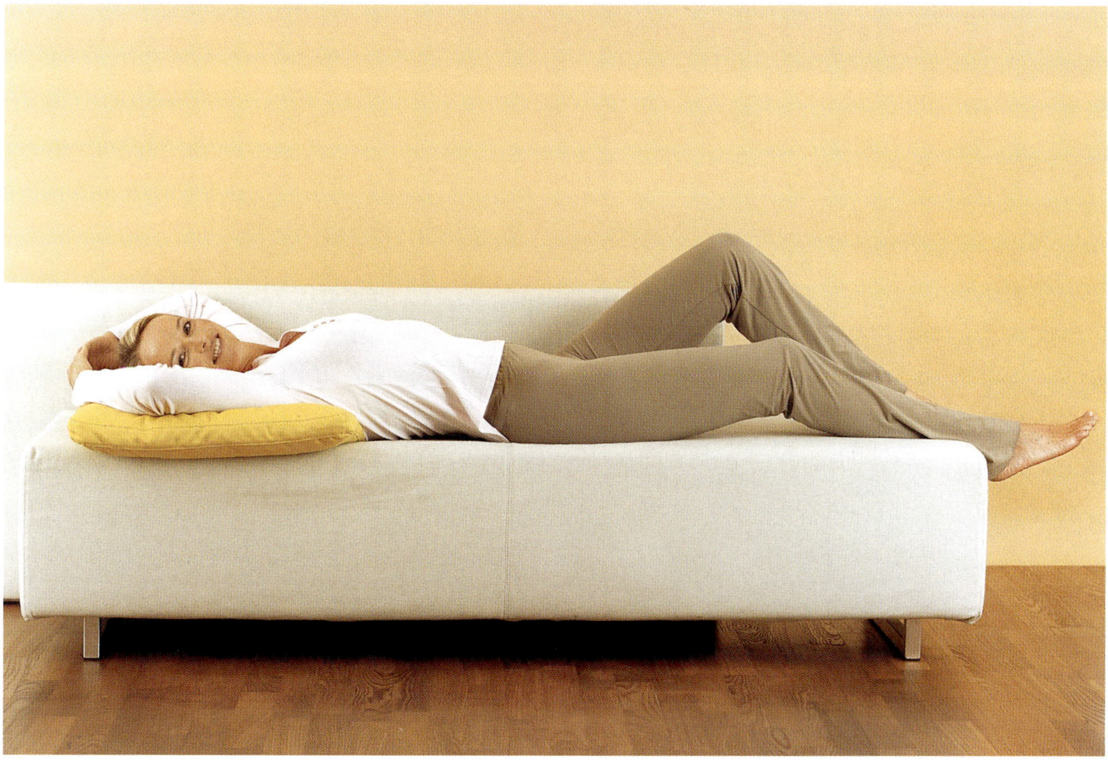

Mit den Füßen kreisen.

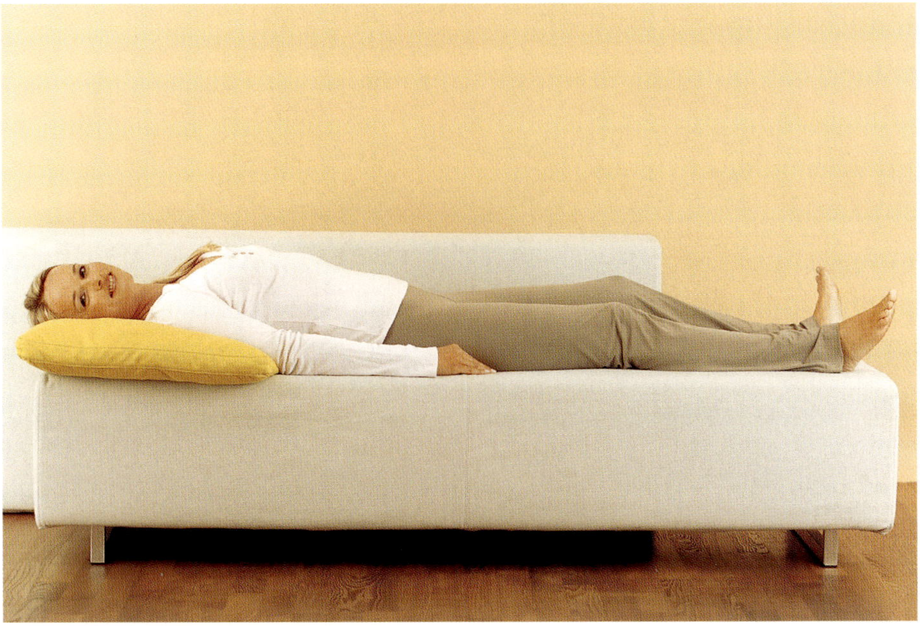

»Radeln« in der Luft.

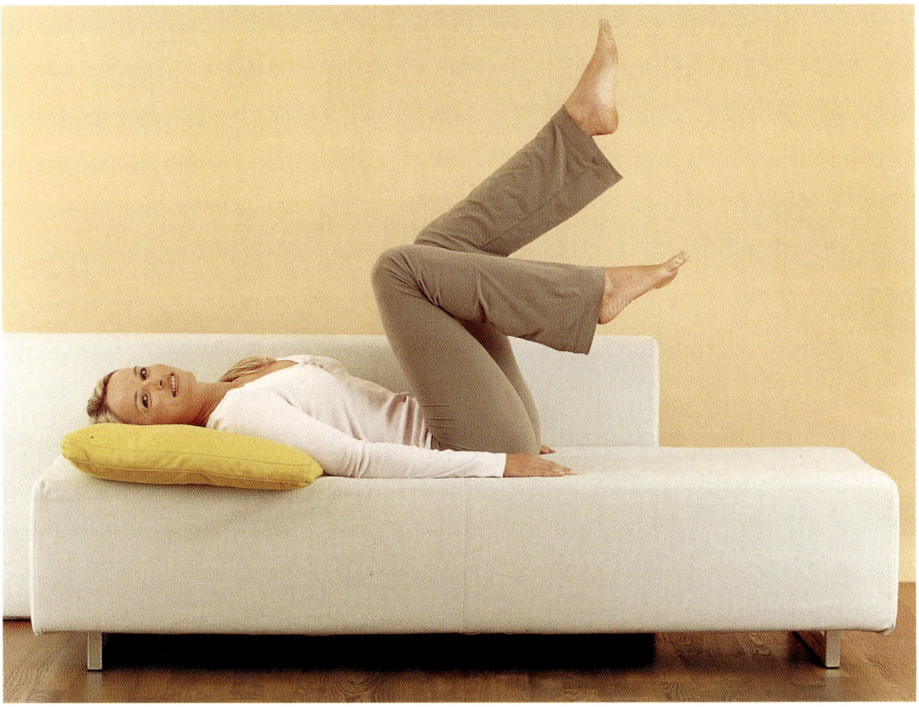

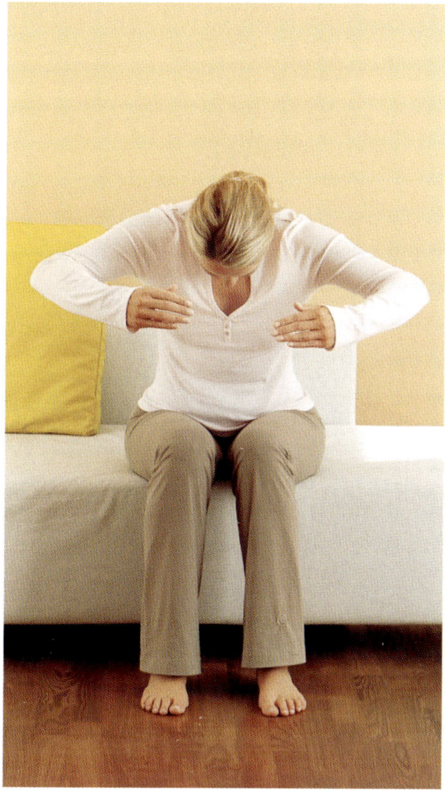

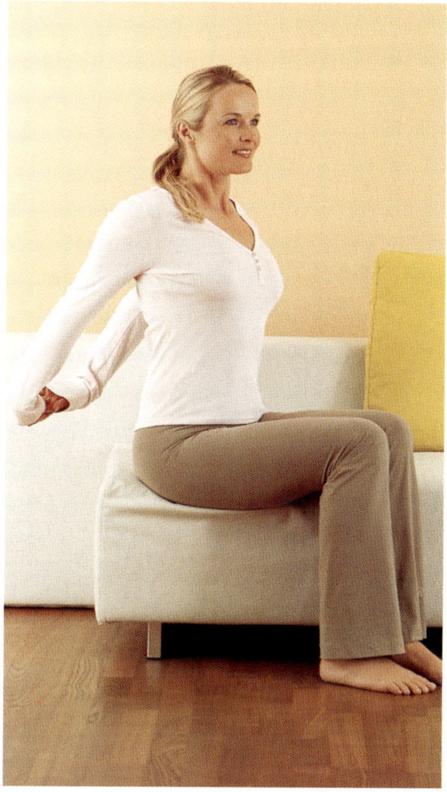

◄ **Den oberen Rücken erst runden und danach strecken.**

Luft »Rad fahren«. Ganz einfach die Knie zum Bauch heranziehen und »losstrampeln«. Dann rollen Sie sich zu der Seite, zu der Sie Ihr Bett verlassen, und setzen sich aufrecht auf Ihre Bettkante. Nehmen Sie beide Arme nach vorn und bringen Sie die Fingerspitzen zusammen, als wollten Sie einen großen Gymnastikball »umarmen«. Spüren Sie wie Ihr oberer Rücken sich beugt und dabei rund wird. Halten Sie sich in dieser Rundung für drei Atemzüge und richten Sie sich danach bewusst auf. Nehmen Sie Ihre beiden Hände nun nach hinten hinter den Rücken und ziehen Sie dabei Ihre Schulterblätter zueinander. Bleiben Sie für drei Atemzüge in dieser Streckung und lassen Sie danach alles los. Jetzt ist das Fünf-Minuten-Morgenprogramm fast beendet. Auf dem Weg ins Badezimmer lassen Sie die Schultern noch kreisen, 5-mal vorwärts, 5-mal rückwärts und der Tag kann frisch beginnen.

Mit dieser Übung haben Sie mit relativ wenig Zeitaufwand schon viel für Ihre Gelenke und Ihren Rücken getan. Aber auch Ihr Kreislauf ist durch diesen kurzen Übungsablauf in Schwung gekommen. Ihre Atmung wurde sanft aktiviert.

Am Abend kurz vor dem Zu-Bett-Gehen

Würden Sie Ihre Körpergröße morgens messen und am Abend des gleichen Tages noch einmal, würden Sie vielleicht feststellen, dass es dabei ein bis zwei Zentimeter Längendifferenz gibt. Am Abend sind Sie eventuell ein wenig kleiner als am Morgen. Im Tagesverlauf verringern sich die Abstände der Zwischenwirbelscheiben zueinander, ebenso die der Gelenkspalte. Die »Last« unseres Körpergewichts und die der anderen Lasten sorgen für diesen Größenverlust. So ist es ein guter Ausgleich, kurz vor dem Schlafengehen ein kleines Abendprogramm zu absolvieren, um am Morgen frisch zu erwachen.

Strecken vor dem Schlafengehen.

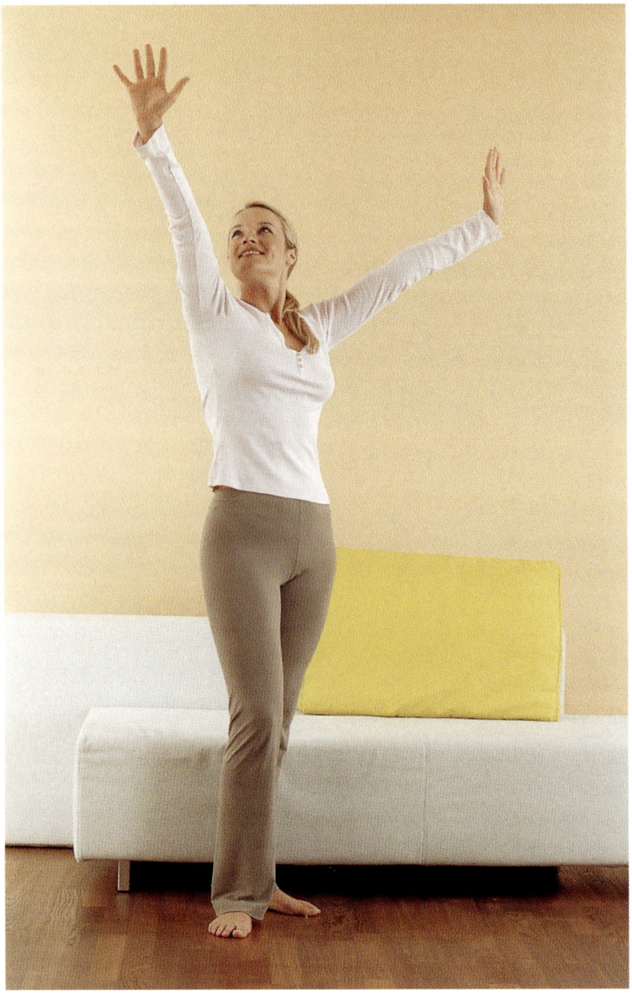

- Stellen Sie sich neben Ihr Bett und heben Sie beide Arme nach oben, sodass die Hände in Richtung Zimmerdecke zeigen. Schieben Sie die rechte Hand ein wenig zur Zimmerdecke und wieder zurück. So erfolgt eine kleine Streckung nach oben und zurück. Wiederholen Sie dieses Strecken 5-mal mit der rechten Hand. Danach führen Sie die gleiche Bewegung mit Ihrer linken Hand aus. Und anschließend wiederholen Sie diese Bewegung im Wechsel, einmal mit der rechten und einmal mit der linken Hand.

- Nun setzen Sie sich auf Ihre Bettkante, strecken Ihre Arme nach vorne und falten Ihre beiden Hände (Abb. S. 75 li.). Schieben Sie beide Hände möglichst weit nach vorne und runden gleichzeitig Ihren oberen Rücken. Ihren Kopf senken Sie dabei mit dem Kinn in Richtung Brust. Bleiben Sie für drei Atemzüge in dieser Rundung.

- Danach richten Sie sich wieder auf, führen Ihre beiden Arme gestreckt nach hinten, falten die Hände erneut, schauen zur Zimmerdecke und schieben Ihr Brustbein vor (Abb. S. 75 re.). So bleiben Sie für drei Atemzüge.

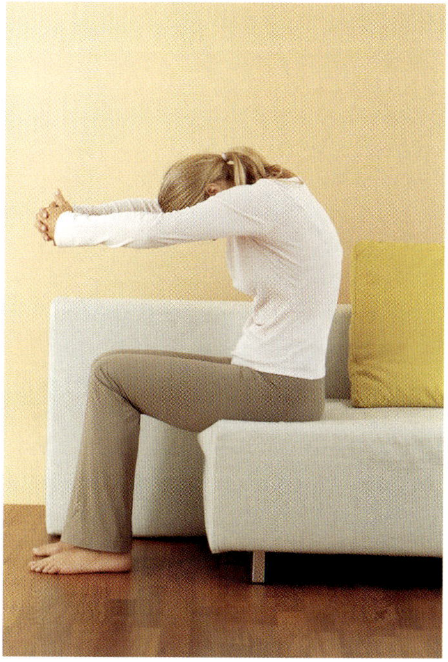

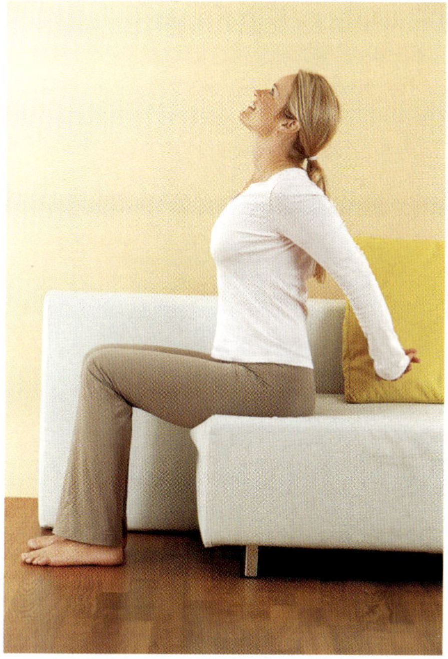

Der obere Rücken rundet sich, die Schulterblätter bewegen sich zur Seite; anschließend richtet sich die Wirbelsäule auf.

- Anschließend legen Sie sich (in Ihr Bett) auf den Rücken. Heben Sie beide Beine nach oben, die Füße zeigen zur Zimmerdecke. Lassen Sie jetzt die Füße kreisen, 5-mal in die eine, 5-mal in die andere Richtung.

Legen Sie danach Ihre Beine lang und entspannt ab und atmen Sie einige Male ganz bewusst ein und aus. Schon haben Sie Ihr Abend-Kurzprogramm erfüllt und können sicherlich gut einschlafen.

Mit dieser Übung haben Sie die Wirbelsäule und viele Ihrer Gelenke in unterschiedlicher Art bewegt und damit zur Entspannung vorbereitet. So kann sich über Nacht alles besser regenerieren.

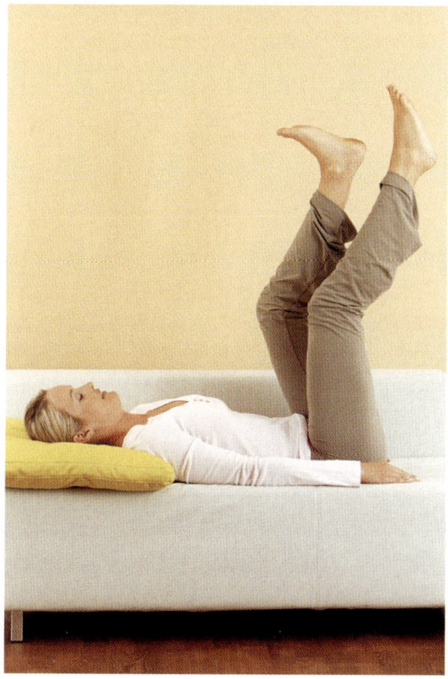

Die Füße kreisen in der Luft.

Übungen für Eilige – »tierisch gut«

Oben:
Die »Katze« schüttelt ihr Bein.

Unten:
Der »Pferderücken« mobilisiert Ihre gesamte Wirbelsäule.

Wenn Sie es einmal ganz eilig haben oder in einer kurzen Pause eine Rückenübung einbauen möchten, so wählen Sie eine der folgenden Übungen:

Die Katze

■ Kommen Sie, auf einer Decke oder Gymnastikmatte, auf Knie und Hände oder Knie und Unterarme. Atmen Sie ein, mit der Ausatmung lassen Sie Ihren Rücken langsam rund werden. So als wollten Sie langsam Ihr Steißbein nach vorn zum Bauch bringen, lassen Sie die Wirbelsäule ganz langsam, Wirbel für Wirbel, »aufrollen« und schieben dabei Ihr Kinn in Richtung Brust. Sie machen einen Katzenbuckel. Atmen Sie in Ihrem Rhythmus weiter und lassen Sie Ihren Rücken dabei wieder gerade werden. Wiederholen Sie 5-mal. Danach strecken Sie Ihr rechtes Bein nach hinten. Schütteln Sie beide Beine nacheinander aus. Sie können den folgenden »Pferderücken« sehr gut an die »Katze« anschließen.

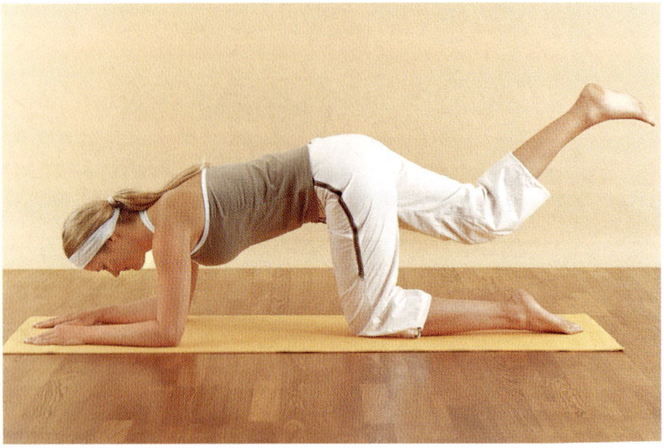

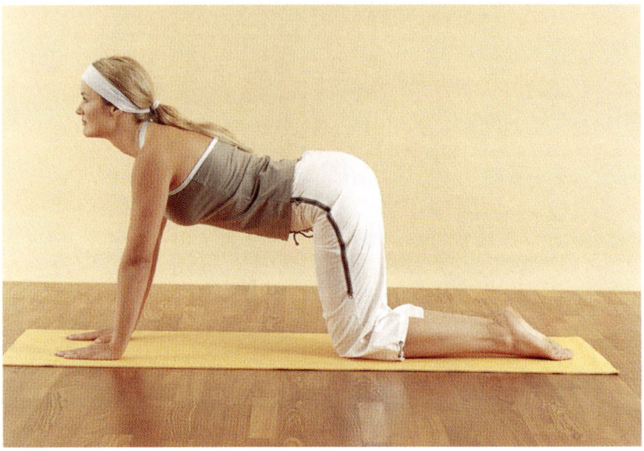

Der Pferderücken

■ Sie sind auf Knien und Händen, mit Ihrer Einatmung lassen Sie Ihre gesamte Wirbelsäule nach unten absinken, dabei heben sich Kopf und Steißbein. Atmen Sie weiter und bringen Sie Ihren Rücken wieder in eine gerade Position zurück. Bei dieser Übung müssen Sie auf Ihren unteren Rücken achten. Lassen Sie deshalb den Rücken nur so weit absinken, wie Ihr eigenes Bewegungsausmaß es für gut empfindet. Dies ist bei eventuellen Vorerkrankungen besonders wichtig. Es kommt nicht darauf an, die Bewegung besonders groß zu gestalten, sondern darauf, dass sie effektiv ist. Auch kleine Bewegungen geben Ihrer Wirbelsäule die Beweglichkeit, die sie braucht. Eine kleinere Bewegung schützt Sie vor Beschwerden. Wiederholen Sie den Pferderücken 5-mal. Katzenbuckel und Pferderücken mobilisieren Ihre gesamte Wirbelsäule auf sanfte Art.

Das Krokodil

■ Begeben Sie sich in die Bauchlage. Ihren Kopf drehen Sie auf die linke Wange, die beiden Ellenbogen beugen Sie, sodass die Unterarme einen rechten Winkel bilden. Ihr linkes Bein ist ausgestreckt, das rechte Bein gebeugt, Ihr rechtes Knie zeigt so zum rechten Ellenbogen. Ziehen Sie langsam das rechte Knie und den rechten Ellenbogen zueinander (Knie und Ellenbogen sollen sich nicht berühren) und entfernen Sie beides wieder voneinander.
Drehen Sie Ihren Kopf sanft auf die rechte Wange, strecken Sie Ihr rechtes Bein aus und beugen Sie Ihr linkes Bein, sodass sich diese Mal das linke Knie zum linken Ellenbogen zeigt. Bringen Sie linkes Knie und linken Ellenbogen zueinander und lassen Sie sie wieder voneinander entfernen. Wiederholen Sie diese Übung von einer Seite zur anderen mehrfach und lassen Sie daraus eine Art »Krabbelbewegung« entstehen. Achten Sie darauf, dass Sie Ihren Kopf jeweils zur anderen Seite ablegen. Für Ihre Wirbelsäule entsteht eine sehr komplexe Bewegung aus Seitneigung beziehungsweise -streckung; außerdem eine Rotationsbewegung für die Halswirbelsäule. Wenn Sie diese »Krokodilübung« 5-mal wiederholen, haben Sie ein »Rund-um-Fitness-Kurzprogramm« für Ihre Wirbelsäule absolviert.

Der Schmetterling

■ Legen Sie sich auf den Bauch. Die Beine strecken Sie lang nach hinten aus, die Handrücken legen Sie unter Ihre Stirn, sodass die Ellenbogen zur Seite zeigen. Heben Sie nun zuerst den rechten Ellenbogen 5-mal an und legen ihn anschließend wieder zum Boden. Verfolgen Sie mit Ihrer Aufmerksamkeit, welche Bewegung Ihre rechte Schulter dabei macht. Nun heben Sie in gleicher Weise den linken Ellenbogen und bringen ihn zum Boden zurück. Machen Sie eine kleine Pause, und danach heben Sie beide Ellenbogen gleichzeitig und lassen Sie wieder zum Boden zurück. Das mobilisiert Ihre gesamte Schulterpartie.

▼
Oben:
Das »Krokodil« bewegt sich nach rechts, danach nach links.

Unten:
Der »Schmetterling« hebt die Ellenbogen.

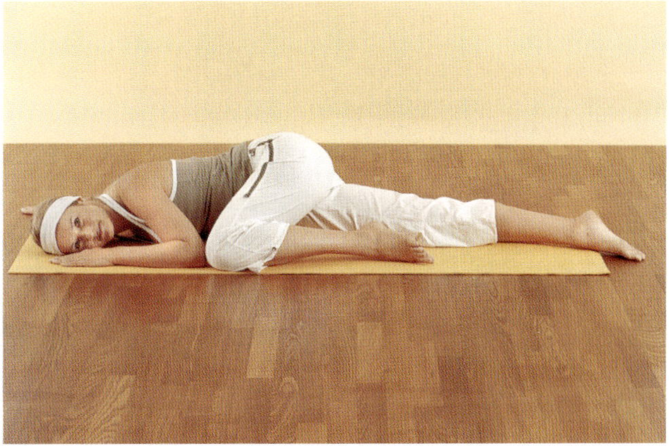

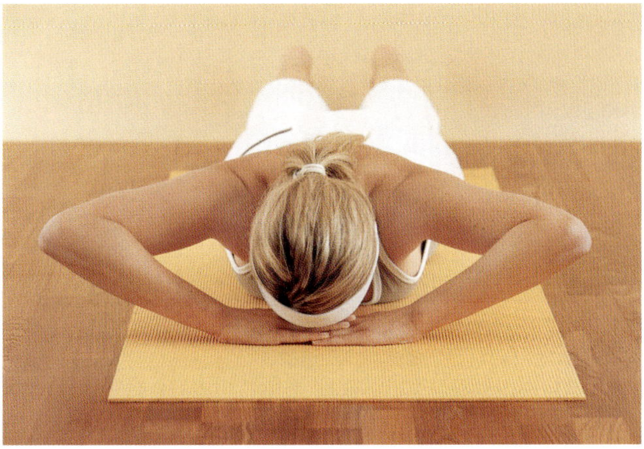

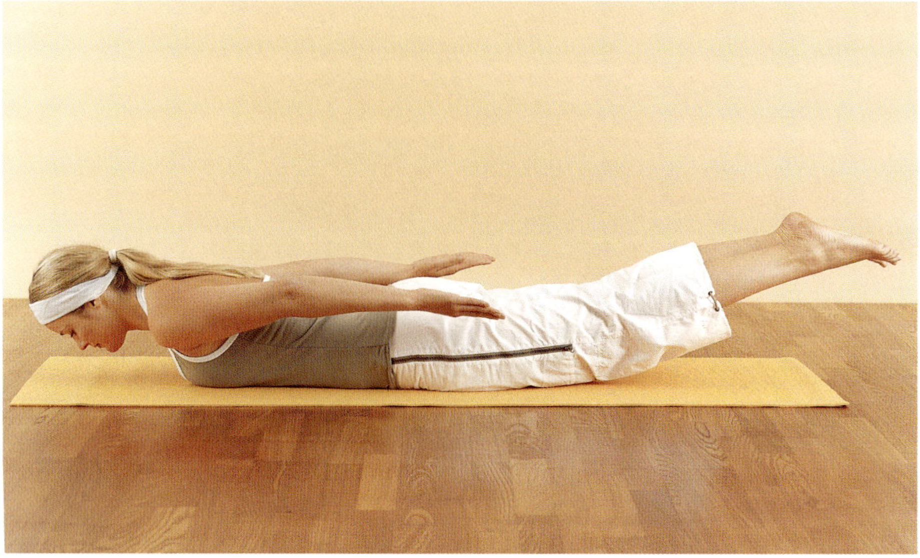

Die »Heuschrecke« kräftigt den Rücken.

Die Heuschrecke

■ Sie sind in der Bauchlage, Ihren Kopf legen Sie sanft auf der Stirn ab. Ihre Beine sind ausgestreckt, Ihre Arme liegen neben dem Körper. Strecken Sie beide Hände nach unten. Atmen Sie ein und drücken Sie mit der Ausatmung Ihren Bauch fest gegen den Boden. Atmen Sie gleichmäßig weiter und heben Sie Kopf, Oberkörper, Arme und Beine an. Bleiben Sie einen Moment so, während Sie gleichmäßig weiteratmen. Lassen Sie Arme, Beine und Oberkörper zum Boden zurück. Machen Sie eine kleine Pause und wiederholen Sie diese Übung 3-mal. Das stärkt den Rücken und mobilisiert die Wirbelsäule.

Das Löwenbaby

■ Legen Sie sich lang auf den Rücken (Abb. S. 79 o.). Falls es Ihnen im unteren Rücken unangenehm sein sollte, so stellen Sie die Füße auf dem Boden auf. Ihre Arme liegen neben dem Körper. Beobachten Sie Ihre Atmung. Atmen Sie bewusst etwas tiefer ein und aus. Spüren Sie, wie Ihre Bauchdecke sich bei der Einatmung hebt und wieder senkt, wenn Sie ausatmen. Nun atmen Sie erneut tief ein, und während Sie sich langsam mit Kopf und Oberkörper aufrichten, strecken Sie Ihre Zunge lang heraus, spannen Ihre Gesichtsmuskulatur fest an und lassen Ihre Atemluft mit dem »Schrei eines Löwenbabys« heraus, indem Sie ein langes »bähhh« über die Zunge gleiten lassen. Danach entspannen Sie das Gesicht wieder und legen sich lang auf den Boden. Spüren Sie diesem »Schrei« nach und atmen Sie ganz gleichmäßig weiter. Wiederholen Sie den »Schrei des Löwenbabys« 3- bis 5-mal und genießen Sie diese Kurzentspannung für Körper und Wirbelsäule. Dieser kleine Schrei baut außerdem Stress ab.

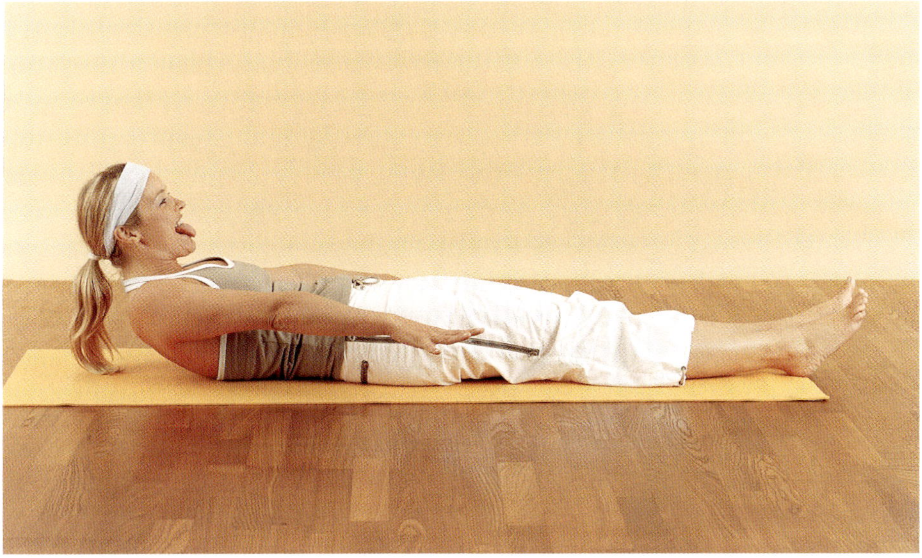

Das »Löwenbaby« schreit.

Kurzentspannung für Eilige

Das Kind

■ Begeben Sie sich in die Bauchlage. Ihren Kopf legen Sie dabei auf eine Wange. Spüren Sie diese Position erst einmal ganz bewusst. Atmen Sie etwas tiefer ein und aus als Sie es gewöhnlich tun. Merken Sie, wie in dieser Bauchposition Ihre Atmung auch im Rücken spürbar wird? Lenken Sie die Atmung ganz bewusst so, dass Sie dadurch Bewegung im Rücken spüren können. Kommen Sie mit der nächsten Ausatmung auf Knie und Hände. Atmen Sie gleichmäßig weiter und legen dabei Ihr Gesäß nach hinten auf ihre Fersen hinab. Ihre Stirn legen Sie am Boden ab, Ihre Arme sind neben Ihrem Körper, die Handflächen zeigen nach hinten. Bleiben Sie für circa fünf bis zehn Atemzüge in dieser »Kindposition«, und folgen Sie mit Ihrer Aufmerksamkeit Ihrer Ein- und Ausatmung. Das »Kind« ist für Kurzentspannungen geeignet, aber auch jederzeit zwischendurch beim Üben einzubauen, um eine kurze Pause zu machen.

Um aus der Kindübung zum Stehen zurückzukommen, bringen Sie zunächst die Arme nach vorn. Anschließend richten Sie sich langsam auf, Ihr Kreislaufsystem benötigt ein wenig Zeit.

Entspannung in der »Kindstellung«.

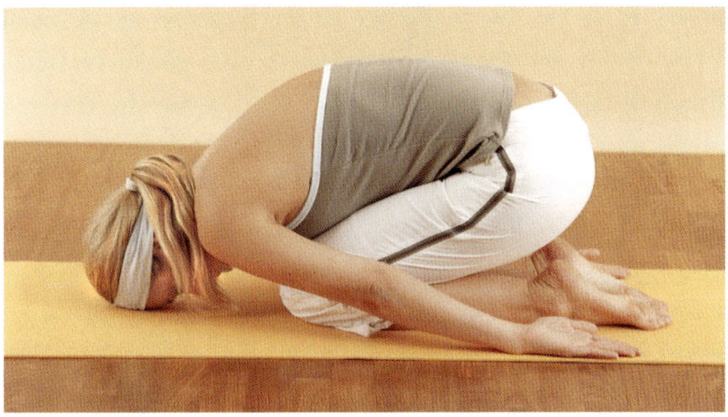

Links:
Der »Berg« macht beweglich.

Rechts:
Entspannung pur in der Droschkenkutscherhaltung.

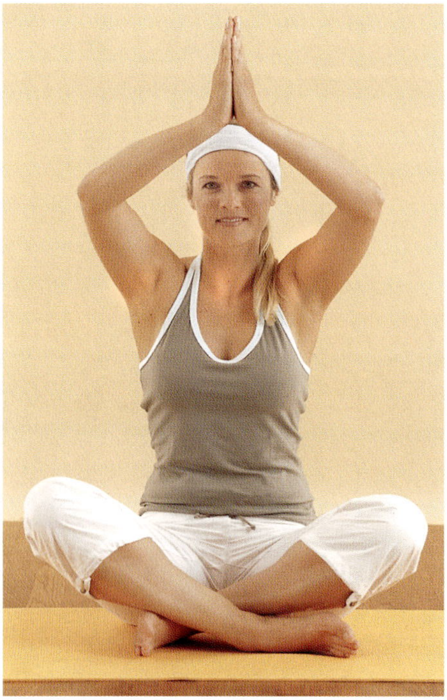

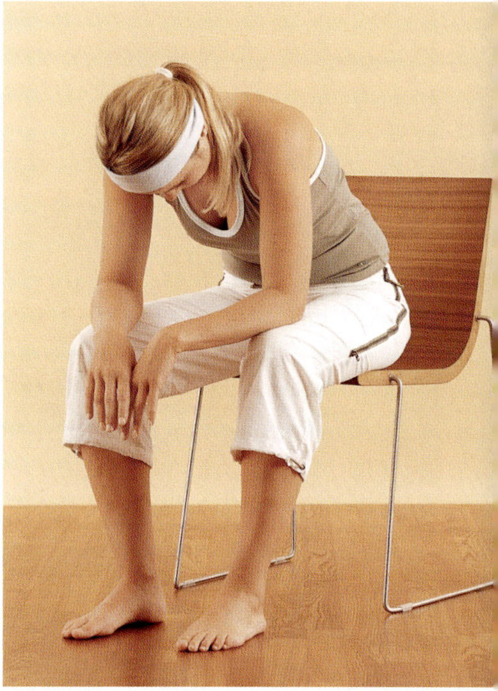

Der bewegte Berg

■ Gehen Sie in den Schneidersitz. Richten Sie Ihren Rücken, Ihre Wirbelsäule ganz bewusst auf. Nehmen Sie die Mittelachse Ihres Körpers bis zum Hinterkopf wahr. Legen Sie jetzt beide Handinnenflächen vor Ihrer Brust aufeinander. Ihre Ellenbogen zeigen dabei zur Seite. Atmen Sie während der folgenden Übung gleichmäßig ein und aus. Sie schieben nun beide Hände langsam aufwärts, an Ihrer Stirn vorbei nach oben und folgen mit Ihrem Blick den Händen. Spüren Sie, wie sich Ihre Wirbelsäule bei dieser Bewegung streckt? Anschließend lassen Sie Arme und Hände wieder abwärts gleiten bis zur Brust. Wiederholen sie diese Übung 5-mal.

Der Droschkenkutscher

■ Setzen Sie sich auf einen Stuhl oder Hocker. Ihre beiden Füße stehen mit der gesamten Fußsohle auf dem Boden. Ihre Knie- und Hüftgelenke bilden ungefähr einen rechten Winkel. Spüren Sie ganz bewusst Ihre Sitzbeinhöcker, die knöchernen Strukturen im Gesäßbereich. Richten Sie Ihren Rücken auf. Atmen Sie bewusst und gleichmäßig. Spüren Sie wie die Atmung Ihren gesamten Brustkorb bewegt. Beugen Sie sich langsam vor. Ihre Unterarme landen dabei auf Ihren Oberschenkeln. Den Kopf lassen Sie bei diesem Vorbeugen locker. So bleiben Sie entspannt sitzen und folgen mit Ihrem Bewusstsein Ihrer Atmung.

Schnelle Übungen am Arbeitsplatz

Egal ob Sie Ihre berufliche Tätigkeit überwiegend sitzend oder stehend ausführen, es gibt einige gute Ausgleichsbewegungen, die schnell und nebenbei getan effektiv sind, ohne den Arbeitsalltag oder Arbeitsablauf zu stören. Im Gegenteil, Sie werden sehen, wie diese Übungen am Arbeitsplatz dafür sorgen, dass Sie dynamischer und weniger schnell müde werden.

Nach hinten strecken

- Sitzen Sie gerade auf Ihrem Arbeitsstuhl, dann nehmen Sie beide Arme und Hände nach oben und strecken Sie sich einfach nach hinten über die Rückenlehne Ihres Stuhls. Bleiben Sie einen Moment in der Position und atmen Sie tief ein und wieder aus. Danach atmen Sie gleichmäßig weiter.

Wenn Sie überwiegend im Stehen arbeiten, können Sie dieses Strecken genauso gut ausführen. Stehen Sie bewusst aufrecht, strecken beide Arme nach oben und verschränken die Hände über dem Kopf. So strecken Sie Ihren Rücken, indem Sie langsam nach oben zu Ihren Händen schauen. Die Wirbelsäule richtet sich langsam bis zur Halswirbelsäule hin auf.

Dieses Strecken zwischendurch ist besonders für den oberen Rücken und die Schulterpartie gut und wichtig. Versuchen Sie deshalb, die Dehnung mehrmals am Tag durchzuführen. Es kostet Sie nur wenige Minuten Übungszeit, dafür werden Sie mit Schmerzfreiheit des Rückens entlohnt.
Das Dehnen und Strecken der Wirbelsäule kann gut in Kombination mit der Droschkenkutscherübung ausgeführt werden. Es ergibt sich daraus ein Wechsel zwischen Beugen und Aufrichten der Wirbelsäule.

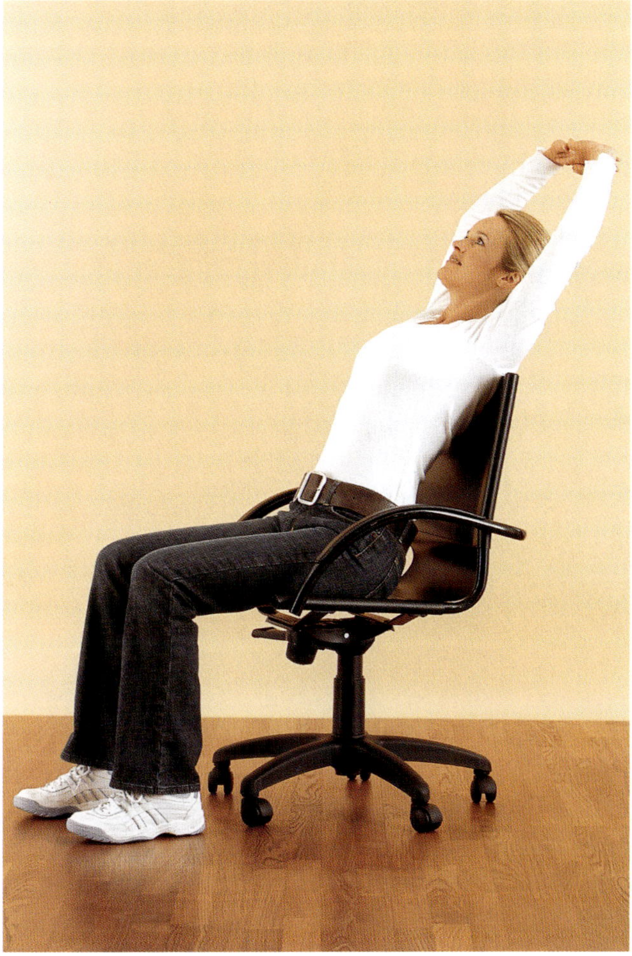

▲ **Einfach nach hinten über die Rückenlehne dehnen.**

Beugen und strecken

■ Nehmen Sie die Hände hinter den Kopf, Ihre Ellenbogen zeigen zur Seite. Damit richten Sie Ihren Rücken auf. Nehmen Sie diese Aufrichtung des Rückens bewusst wahr. Bringen Sie langsam Ihre Ellenbogen nach vorn und werden Sie mit dieser Bewegung rund im Rücken. Verfolgen Sie mit Ihrer Aufmerksamkeit das Runden Ihrer Wirbelsäule. Von der Halswirbelsäule beginnend rundet sich die Mittelachse Ihres Körpers, bis zum unteren Rücken, Ihrer Lendenwirbelsäule. Und dann richten Sie sich in umgekehrter Reihenfolge wieder auf. Der untere Rücken wird wieder gerade, dann der mittlere Rücken, und zum Schluss die Halswirbelsäule, die Ellenbogen »öffnen« sich dabei.
Auch dieses Beugen und Strecken können Sie sowohl im Stehen als auch im Sitzen praktizieren.

Oberer Rücken und Halswirbelsäule werden rund.

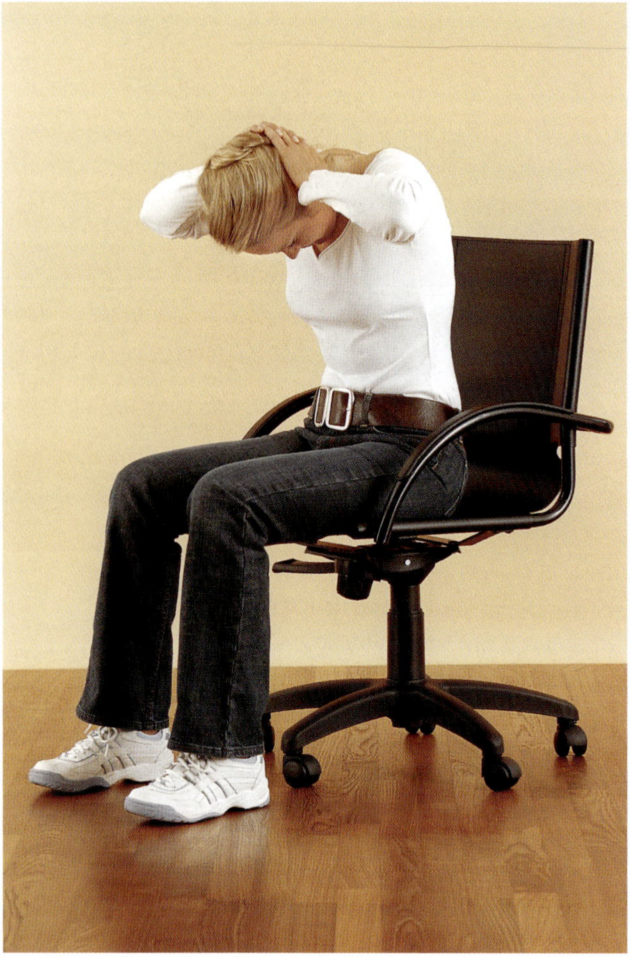

Die Schultern hochziehen und fallen lassen

■ Richten Sie sich bewusst auf, ziehen Sie beide Schultern nach oben, sodass Ihre Schultern sich den Ohren nähern. Halten Sie die Schultern einen Moment so hochgezogen und lassen Sie sie anschließend wieder nach unten fallen. Wiederholen Sie dies 5-mal. Danach ziehen Sie nur Ihre rechte Schulter zum rechten Ohr und lassen Sie wieder nach unten fallen. Tun Sie das ebenfalls 5-mal. Und nun üben Sie dieses Hochziehen mit Ihrer linken Schulter 5-mal. Sie werden anschließend spüren, wie viel besser Ihr oberer Rücken durch diese einfache Bewegung durchblutet ist. Auch dies ist eine Übung, die sowohl im Stehen als auch im Sitzen ausgeführt werden kann.
Natürlich können Sie auch beide Schultern gemeinsam in Richtung Ohren bewegen und anschließend wieder »plumpsen« lassen. Spielen Sie ein wenig mit der gleitenden Schulterbewegung. Lassen Sie diese Bewegung sanft und ohne Anstrengung geschehen.

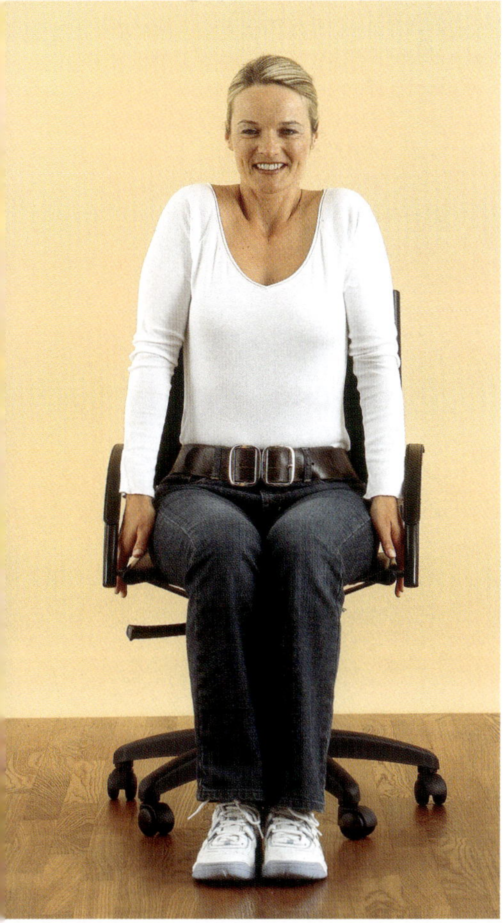

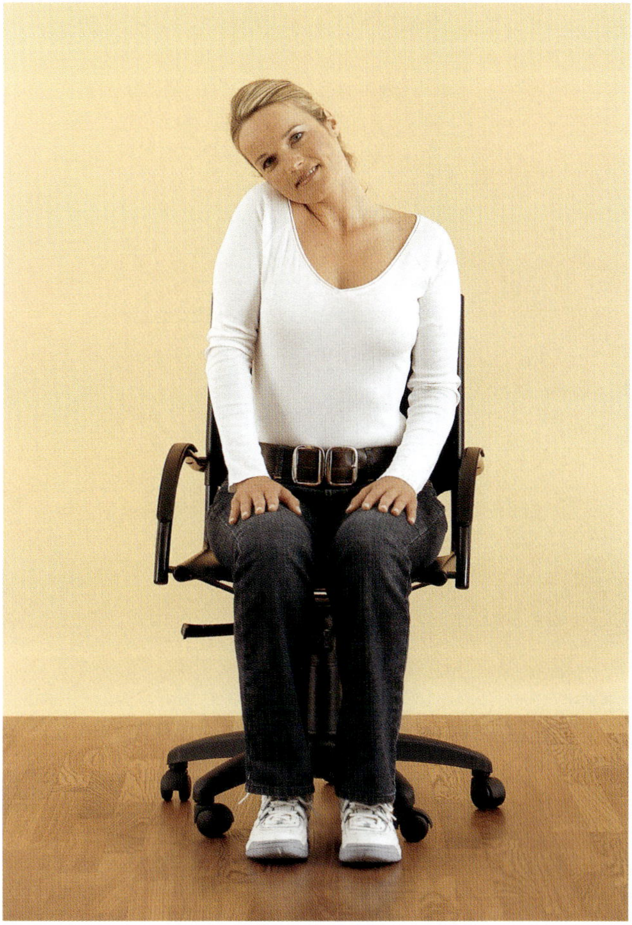

Die Schultern kreisen

▪ Ziehen Sie beide Schultern nach oben und kreisen Sie sie anschließend nach hinten. Wiederholen Sie das Kreisen nach hinten 5-mal und kreisen Sie danach 5-mal vorwärts.
Im Anschluss daran kreisen Sie nur Ihre rechte Schulter zuerst rückwärts und danach vorwärts. Und dann kreist die linke Schulter vorwärts und rückwärts. Eine einfache Übung für Beweglichkeit im oberen Rücken. Sie fördert gleichzeitig die Koordination und Konzentration.

Solche Übungen verändern die Atemtiefe und regen in sanfter Form den Kreislauf an. Viele gute Gründe für die kleine Übungspause zwischendurch. Sicher bekommen Sie im Laufe der Zeit noch einige Ideen, wie und wo Sie Ihre Übungen ganz einfach in den Alltag einbauen können.

◀ ▲

Links:
Die Schultern heben und senken sich.

Rechts:
Mit den Schultern kreisen.

Das Becken schaukeln

■ Sie sitzen schon wieder eine ganze Zeit an Ihrem Arbeitsplatz? Nehmen Sie sich einfach zwei Minuten Zeit und setzen Sie sich locker, aber aufrecht hin. Legen Sie die Hände auf den Oberschenkeln ab, stellen Sie die Füße auf den Boden. Verlagern Sie Ihr Gewicht auf die rechte Beckenhälfte, so dass Ihre linke Beckenhälfte sich ein wenig von der Sitzfläche löst. Tun Sie das 5-mal mit der rechten Beckenhälfte, dann 5-mal mit Ihrer linken Beckenhälfte und zum Schluss wiegen Sie sich mehrmals von einer Seite zur anderen. Das tut Ihrem gesamten Rücken gut.

Im Sitzen marschieren

■ Bleiben Sie noch einen Moment sitzen. Richten Sie sich wieder bewusst auf. Ihre Füße sind mit der gesamten Fußsohle auf dem Boden. Lassen Sie die Arme seitlich neben dem Körper hängen. Beginnen Sie jetzt im Sitzen zu marschieren.
Dabei ziehen Sie im Wechsel je ein Knie in Richtung Bauch und stellen danach den Fuß zum Boden zurück. Ihre Hände schwingen dabei locker mit, als würden Sie ganz dynamisch vorwärts gehen. Machen Sie zehn bis zwanzig Schritte. Atmen Sie dabei gleichmäßig weiter.

▶ **Mit dem Becken von einer Seite zur anderen schaukeln oder im Sitzen marschieren.**

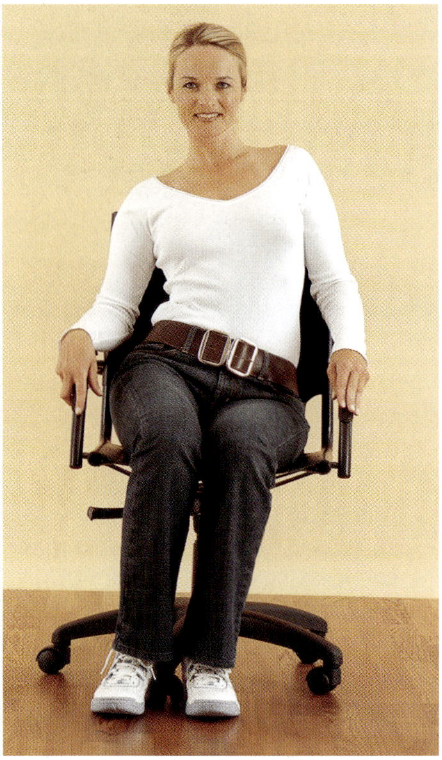

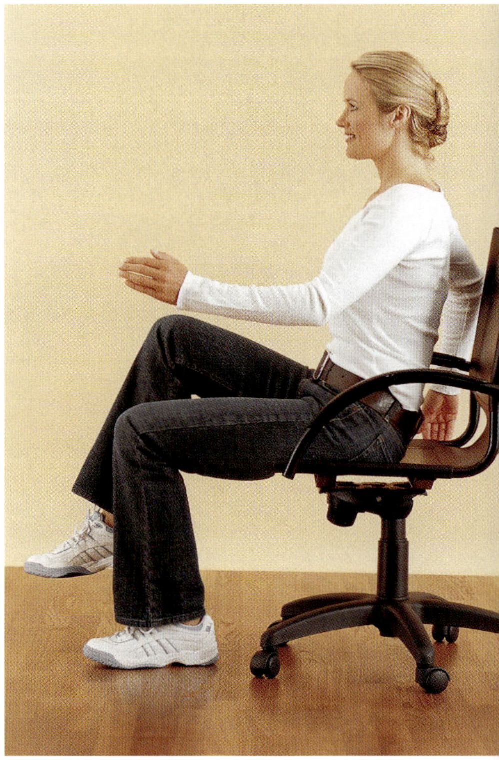

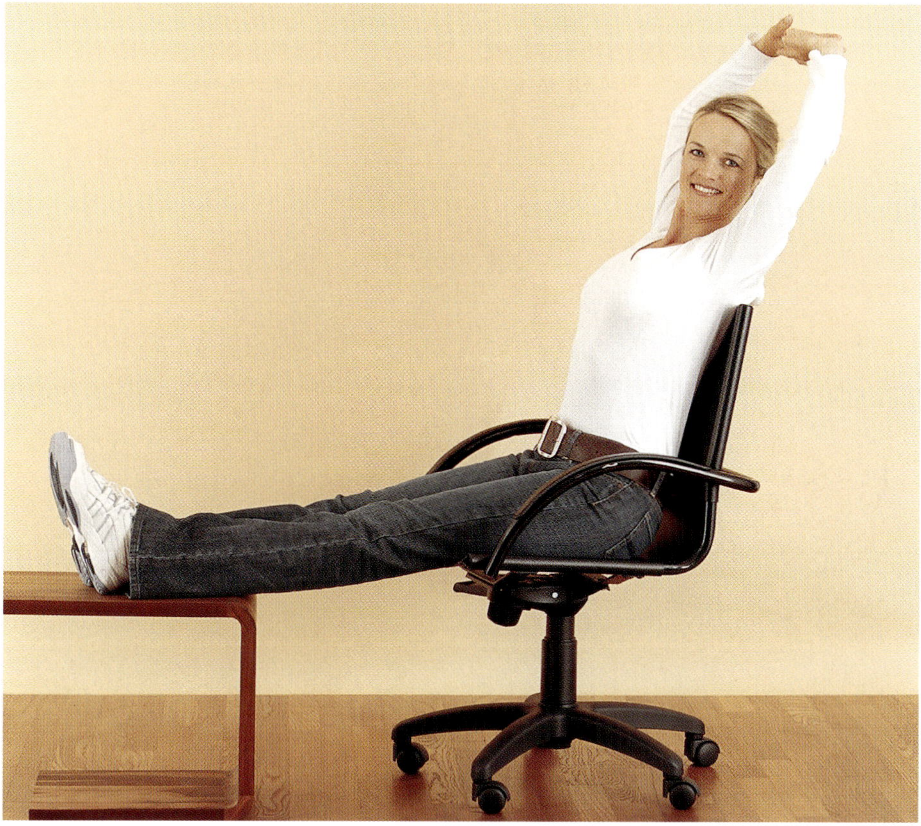

◄ Füße hochlegen und kleine Pause zwischendurch.

Die Beine hochlegen

■ Sie können, wenn Sie eine Zeit lang gesessen haben, einfach einmal die Beine auf Ihren Tisch legen und sich mit Ihrem oberen Rücken über die Stuhllehne strecken. Lassen Sie zwei bis fünf Minuten die Beine hoch gelagert und gönnen Sie Rücken und Beinen diese kleine, aber effektive Pause. Diese Hochlagerung durchblutet Ihre Beine und entlastet Ihren Rücken auf angenehme Weise. Wenn Sie die Schuhe ausziehen und unter Ihre Füße ein kleines Tuch legen, kann dem Tisch nichts passieren.

Die Füße kreisen

■ Legen Sie sich mit dem Rücken auf den Boden und bringen Sie Füße und Unterschenkel auf die Sitzfläche Ihres Stuhls. Achten Sie darauf, dass genügend Abstand zwischen Ihren Kniekehlen und der Unterlage ist. Beginnen Sie mit dem rechten Fuß einen kleinen Kreis zu beschreiben. Schreiben Sie diesen Kreis bewusst 5-mal. Kreisen Sie danach mit dem linken Fuß 5-mal und danach können Sie mit beiden Füßen kreisen. Bleiben Sie einige Minuten gleichzeitig in der Position und spüren Sie der Übung nach.

Ausreichend trinken!!

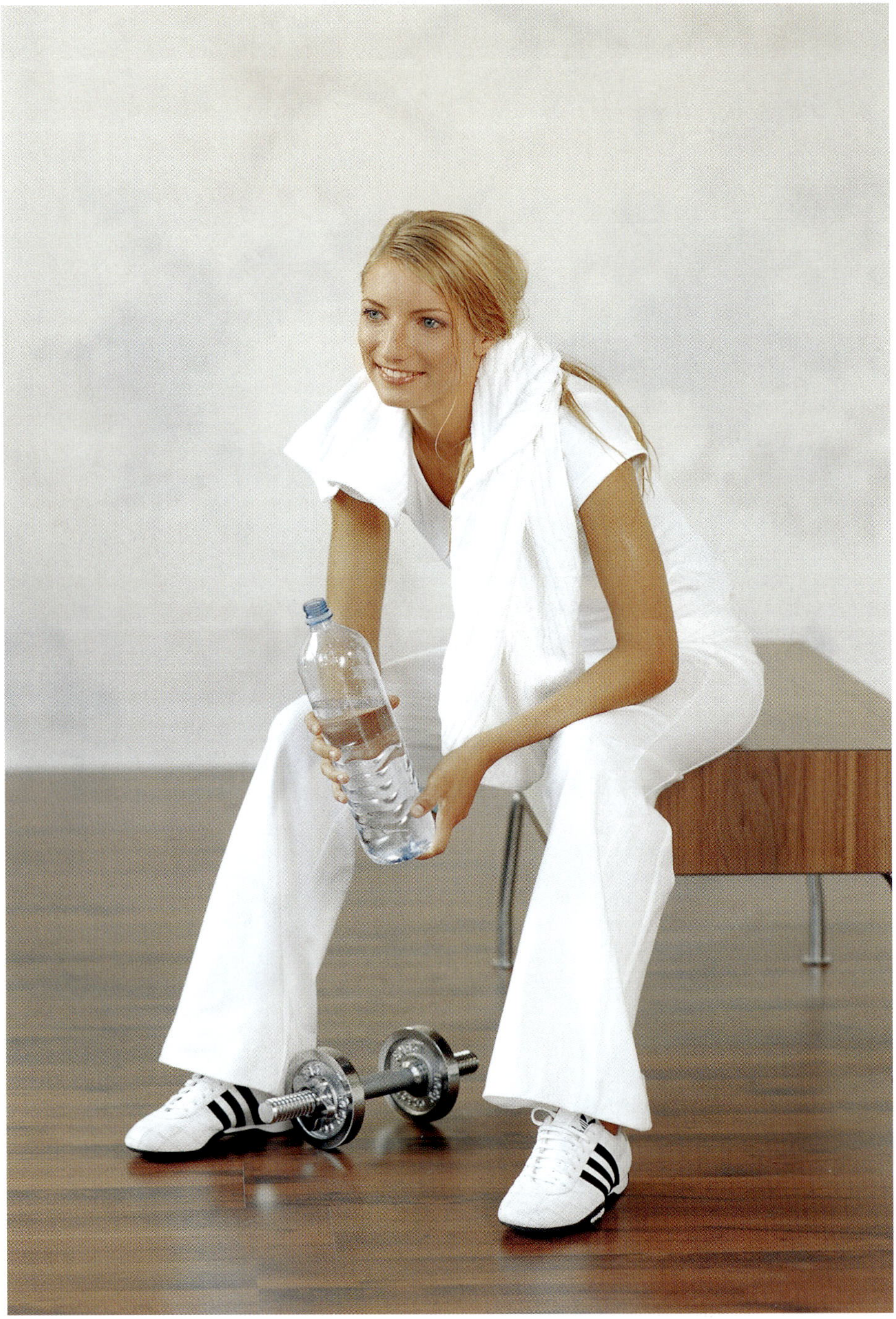

Einfache Hilfen im Alltag

Keilkissen oder Ballkissen

Mit einem Ball- oder Keilkissen können sich »Vielsitzer« ihre meist einseitige Position auf einfache Art abwechslungsreich gestalten.
Das Keilkissen schiebt die Wirbelsäule fast automatisch in die physiologische Aufrichtung, das luftgefüllte Ballkissen sorgt für ein dynamisches Sitzen. So wird der Rücken auf ganz einfache Weise unterstützt.

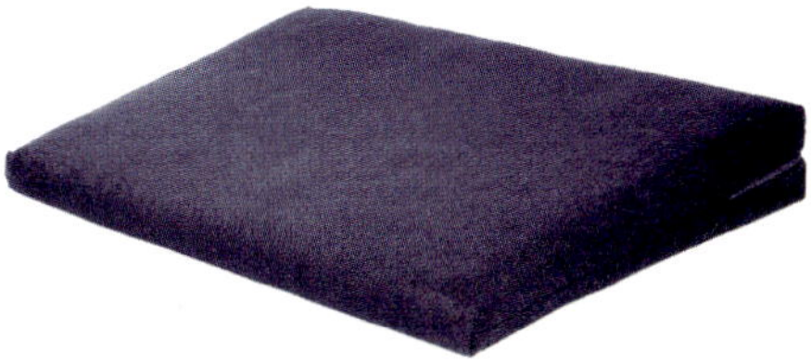

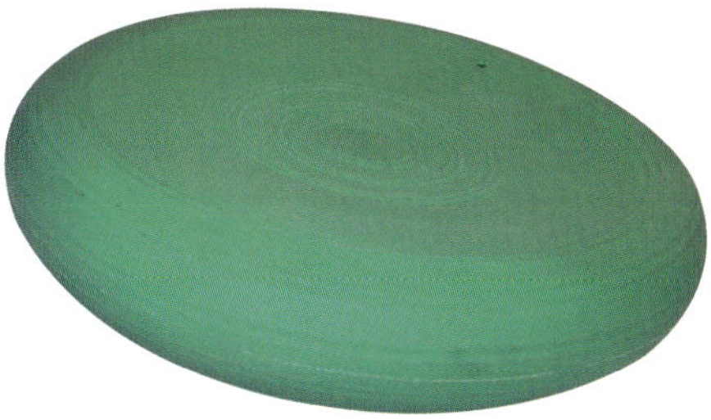

Richtige Einstellung von Arbeitstisch und Stuhl

Für den Arbeitstisch bzw. Stuhl ist es optimal, wenn sie höhenverstellbar sind. So kann sich der daran Arbeitende passend zu seiner individuellen Körpergröße die Höhe seines Arbeitsmöbels einstellen.

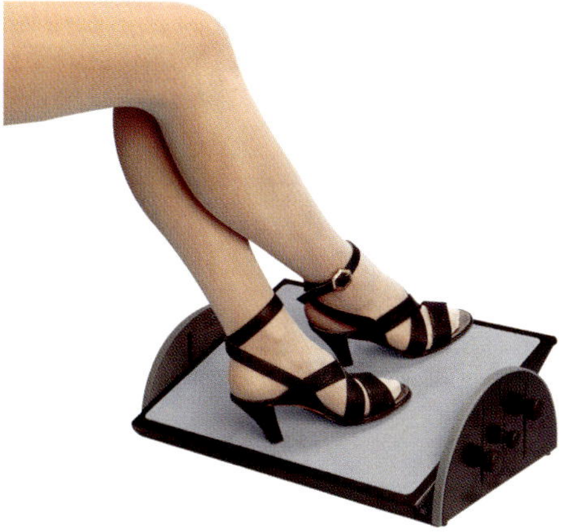

Fußbank

Sollten Sie keinen höhenverstellbaren Arbeitsstuhl oder Tisch zur Verfügung haben, kann eine Fußbank Höhendifferenzen ausgleichen.

Stehhilfe

Bei stehenden Tätigkeiten kann eine Stehhilfe, eine Art Hocker, eine variable Arbeitsposition ermöglichen.

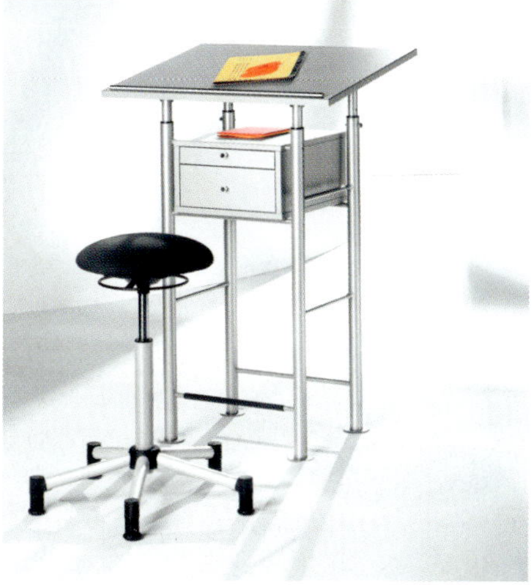

Dynamisch sitzen/stehen

Aus den wechselnden Positionen entsteht ein dynamisches Sitzen oder Stehen, welches dazu beiträgt, die Rückenmuskulatur in Bewegung zu halten. Das beugt Verspannungen vor. Außerdem ist dynamisches Sitzen für die gesamte Herz-Kreislauf- und Atemsituation besser, als einseitiges Sitzen beziehungsweise Stehen.

Richtig tragen

Beim Tragen sollten Sie auf eine gute Lastenverteilung achten. Das heißt, verteilen Sie das Traggut auf beide Arme und Hände. Tragen Sie nicht zu viel auf einmal. Teilen Sie die Last auf mehrere Wege auf. Gehen Sie lieber einmal öfter und tragen Sie dabei weniger. Ihre Bandscheiben und Gelenke werden Ihnen diese Entlastung danken.

Mit geradem Rücken Gegenstände vom Boden anheben.

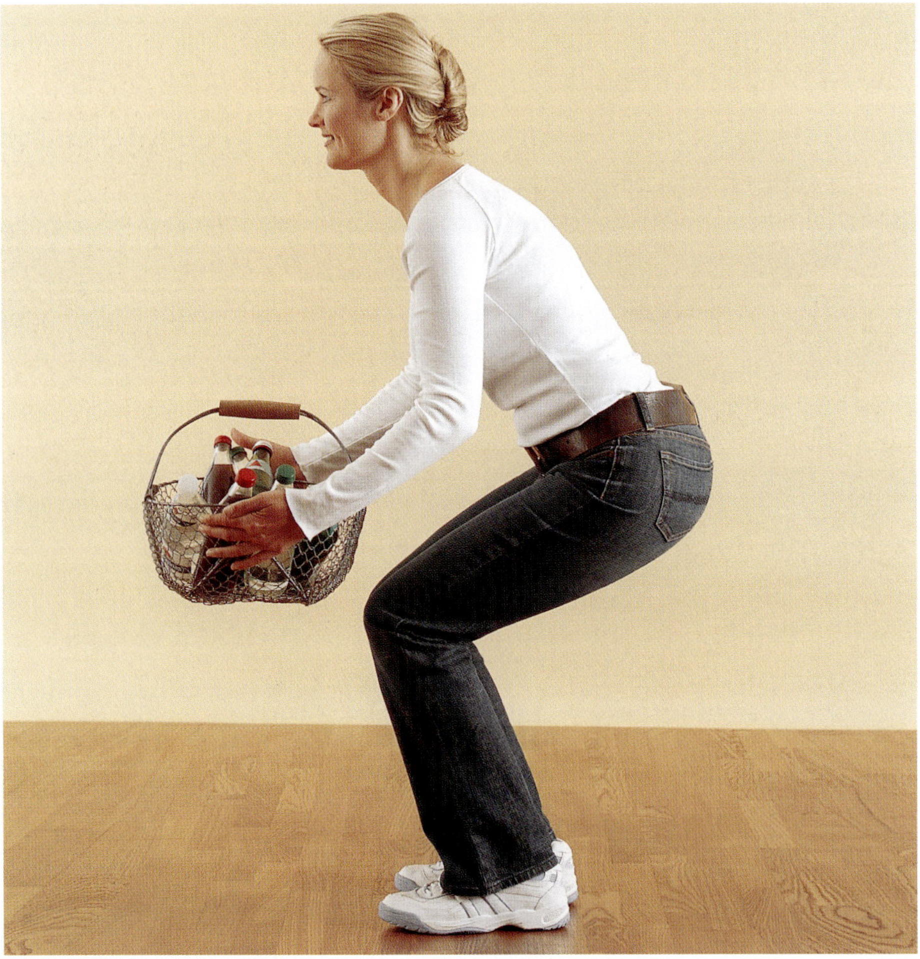

Richtig bücken

Bei fast jedem Bückvorgang ist es häufig immer wieder die gleiche Stelle der Wirbelsäule, die eine besondere Beanspruchung aushalten muss. Im unteren Rücken, zwischen Lendenwirbelsäule und Kreuzbein, befindet sich der Hauptbelastungspunkt, wenn wir uns spontan vorbeugen, um etwas vom Boden aufzuheben. Um die Wirbelsäule an dieser Stelle zu entlasten, ist es gut, wenn wir einige Varianten in petto haben, damit wir den unteren Rücken schonen können.

Wenn wir vom Boden etwas aufheben wollen, gibt es als Alternative die Möglichkeit, in die Hocke zu gehen. Dabei bleibt der Rücken gerade.

Oder wir lernen uns mit geradem Rücken nach vorn zu beugen, dabei geschieht die Bewegung nur in den Hüftgelenken. Der Rücken bleibt komplett gerade.

Das sind nur zwei Varianten, um den unteren Rücken zu entlasten.

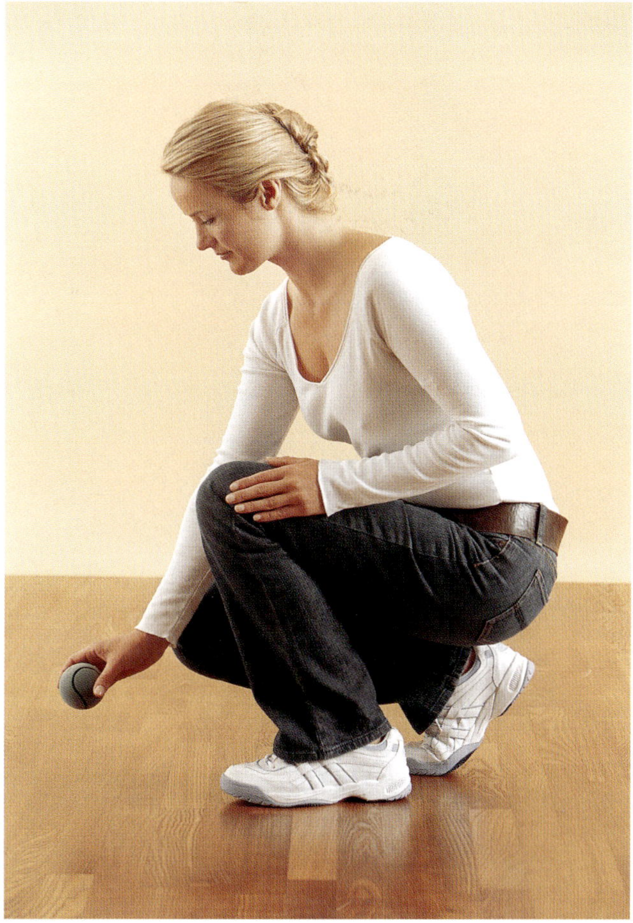

In die Hocke gehen, um Gegenstände aufzuheben.

Tipps zur Vorbeugung

Noch einmal weise ich Sie darauf hin, liebe Leserinnen und Leser, dass im Falle einer Körperstörung, Schmerzen oder Beschwerden ein Arzt zu Rate gezogen werden soll. Das heißt, dass die nachfolgenden Tipps zur Vorbeugung auch wirklich nur dann zum Einsatz kommen können, wenn keine Krankheit vorliegt, sondern bevor Beschwerden entstehen.

Rotlichtlampe

Die Bestrahlung mittels einer Rotlichtlampe – sie ist in Apotheken, Sanitätshäusern oder ähnlichen Geschäften erhältlich – ist ein ausgezeichnetes Mittel, um

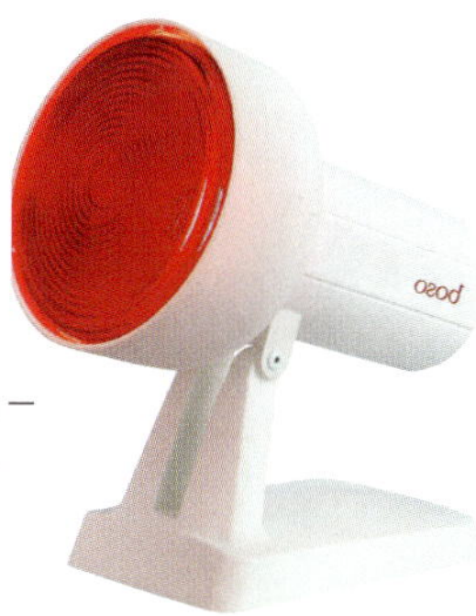

Ein warmes Bad entspannt Körper und Geist.

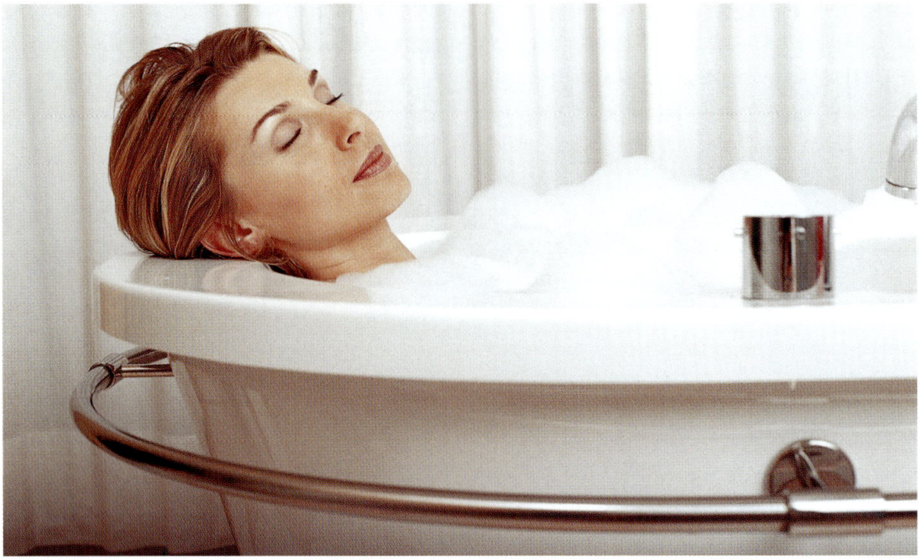

Muskelverspannungen zu vertreiben. In den Wintermonaten, wenn Sie vielleicht länger an einer kühlen, zugigen Haltestelle auf Ihren Bus warten mussten und dabei durchgekühlt sind, ist das zehnminütige Wärmen mit einer solchen Rotlichtlampe ein gutes, vorbeugendes Mittel, Muskelspannungen, die durch Kälte verursacht wurden, zu vertreiben.

Wärmflasche

Eine einfache Wärmflasche hat eine wärmende, durchblutungsfördernde

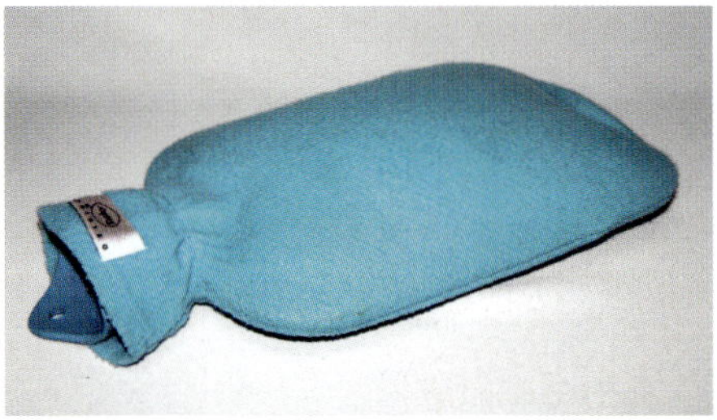

Wirkung und ist sehr wohltuend bei Verspannungen, die durch Kälte verursacht wurden. Wärme senkt generell den Muskeltonus und vertreibt so Angespanntheit.

Warmes Bad

Auch ein warmes Vollbad mit oder ohne Zusatz von Aromaölen ist eine ausgezeichnete Möglichkeit Ihre Muskulatur zu entspannen und damit Beschwerden vorzubeugen. Badedauer und Badetemperatur richten sich natürlich nach Ihrem eigenen Empfinden. Als Richtwert gilt: zwischen 10 und 20 Minuten bei ca. 38 Grad Wassertemperatur.
Aromaöle wie:
Rosmarin (anregende Wirkung) oder Lavendel (beruhigende Wirkung) unterstützen die Wirkung des Bades und ermöglichen in der häuslichen Badewanne ein wenig Wellness zwischendurch.

Selbstmassage

Auch mit einer Selbstmassage für Schulter und Nacken können Sie Beschwerden entgegentreten, bevor sie entstehen. Setzen Sie sich für diese Massage aufrecht auf einen Stuhl oder Hocker. Nehmen Sie beide Hände hinter Ihren Kopf, die Ellenbogen zeigen dabei zur Seite. Behandeln Sie hauptsächlich mit Ihrem Ringfinger, Mittelfinger und Zeigefinger, vom Haaransatz beginnend, abwärts bis zu den Schultern. Sie streichen dabei überwiegend mit Ihren Fingerkuppen über die Muskulatur Ihres Nackens. Zentimeter für Zentimeter streichen Sie abwärts bis zu den Schultern, beginnend von der Mitte, der Halswirbelsäule, zur Seite. Wiederholen Sie diese Griffe ausgiebig 5- bis 10-mal, je nach Ihrem Empfinden.

Ballmassage

Eine Massage mit dem Tennis- oder Softball eignet sich hervorragend für den Bereich zwischen den Schulterblättern. Dazu nehmen Sie sich, je nach Ihrem Empfinden, einen oder zwei Bälle. Geben Sie diese Bälle auf den Boden und legen Sie sich mit Ihrer Schulterpartie auf die Bälle, Ihre Füße stellen Sie auf den Boden. Rollen Sie sich ein wenig über den Bällen hin und her und auf und ab. Finden Sie die Stellen Ihres Rückens, die massiert werden wollen. Bearbeiten Sie Ihre Schulterpartie einige Minuten, legen Sie die Bälle anschließend wieder zur Seite und spüren Sie der Massagewirkung nach. Probieren Sie es aus, ob der weichere Softball oder der festere Tennisball sich besser zur Schultermassage eignet.

Massage mit der Kastanienschnur

Die Kastanienschnur lässt sich ganz einfach selbst basteln. Sie benötigen dazu circa sieben bis zehn annähernd gleich große Kastanien. (Die können im Herbst gesammelt werden.) Außerdem einen Verbandstoff, aus dem Sie einen Schlauch in der Stärke des Kastanienumfangs fertigen. Füllen Sie die Kastanien in den genähten Schlauch und verschließen Sie die Enden dieses Schlauches.

Selbstmassage tut gut.

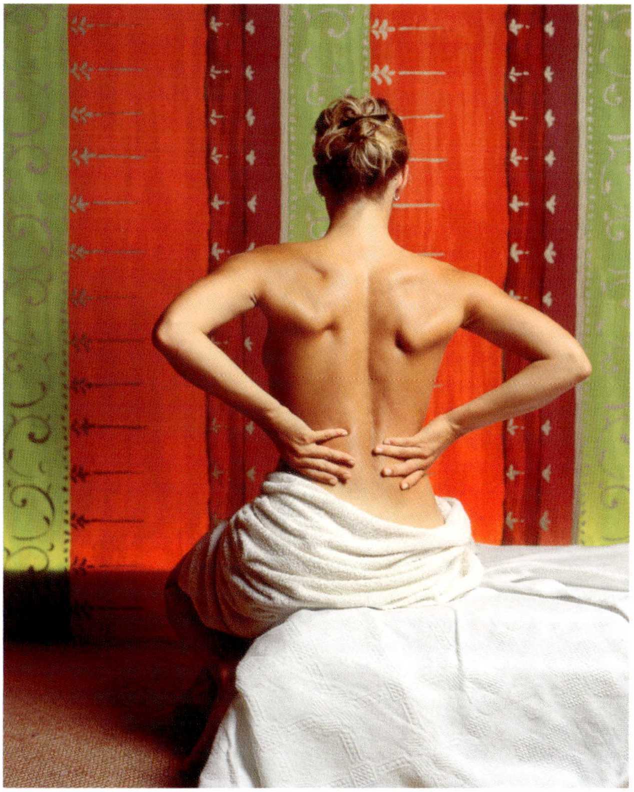

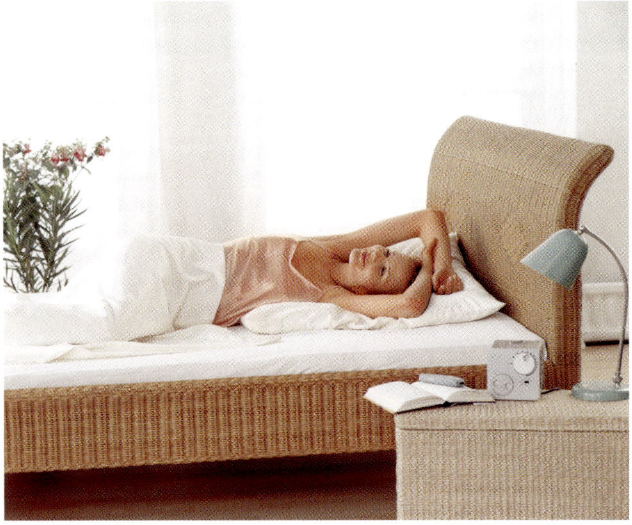

▲ **Ein gesunder Schlafplatz ist wichtig.**

Wärmen Sie die Kastanienschnur an (das funktioniert auf derr Heizung oder im Backofen). Wenn die Temperatur von circa 40 Grad erreicht ist, geben Sie die Kastanienschnur der Länge nach auf eine Decke auf den Boden. Legen Sie sich nun so auf diese Kastanienreihe, dass Sie die Schnur zwischen Ihrem Schulterblattrand und Ihrer Wirbelsäule spüren. Bleiben Sie etwa fünf bis zehn Minuten liegen und genießen Sie die wohltuende Wärmewirkung. Wenn Sie mögen wiederholen Sie den Vorgang mit Ihrer anderen Rückenhälfte.

Der richtige Schlafplatz

Nicht zu vergessen ist ein guter Schlafplatz. Damit Sie Ihren Rücken wirklich gesund betten, sollten Sie sich in einem Fachgeschäft über eine für Sie richtige Matratze beraten lassen. Egal, ob Sie sich für ein Wasserbett entscheiden oder einer konventionelleren Version den Vorrang lassen, die Matratze sollte nicht zu hart und nicht zu weich sein und sich den physiologischen Krümmungen der Wirbelsäule entsprechend anpassen.

Register

Nachwort

Mit diesem Buch haben Sie unterschiedliche Möglichkeiten kennen gelernt, um sich und Ihrem Rücken Gutes zu tun.

Viel Freude und Erfolg mit den Übungen, Tipps und Hinweisen.

Carola Bleis

Autorin

Carola Bleis ist Dozentin für Bewegungstherapien und Massage an unterschiedlichen Schulen für Physiotherapie und an verschiedenen Erwachsenenbildungsstätten. Sie leitet Weiterbildungsseminare im Bereich Wellness. Seit über zehn Jahren arbeitet sie als Rückenschulinstruktorin und gibt Kurse bei Krankenkassen, an Volkshochschulen und in Fitness-Studios.

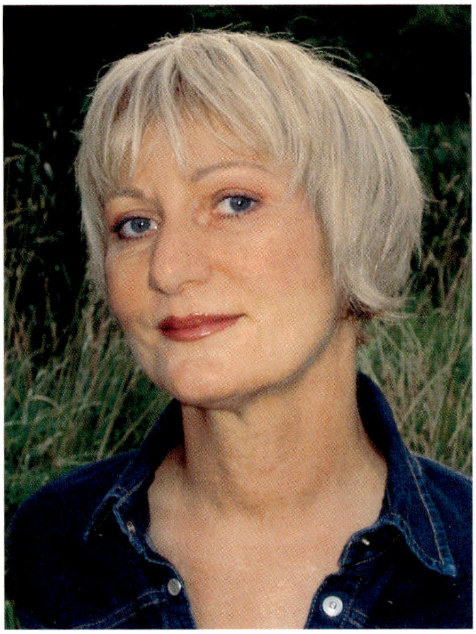

Bibliographische Information der Deutschen Bibliothek

Die Deutsche Bibliothek verzeichnet diese Publikation in der Deutschen Nationalbibliographie; detaillierte bibliographische Daten sind im Internet über http://dnb.ddb.de abrufbar.

BLV Buchverlag GmbH & Co. KG
80797 München

Bildnachweis:
Alle Fotos von Ulli Seer, außer:
Eva Besendorfer: S. 90 u.
Sanitätshaus Brinkmann: S. 87 li. u., 89 u.
Werner Dorsch GmbH: S. 87 re. o.
Sammy Hart: S. 12, 14, 86
Illuscope digital solutions GmbH: S. 8
Mauritius: S. 90 o., 92
Odlo: S. 15
Prolana GmbH: S. 87 li. o.
Firma Topdeq: S. 87 re. u.
Visum: S. 91

Grafiken: Jörg Mair

Umschlaggestaltung: Karin Niedermeier, München
Umschlagfoto: Ulli Seer

Lektorat: Maritta Kremmler
Herstellung: Angelika Tröger
Layoutkonzept Innenteil: Ruth Bost
Layout und Satz: Uhl + Massopust, Aalen

Gedruckt auf chlorfrei gebleichtem Papier

Printed in Italy

ISBN-10: 3-8354-0010-X
ISBN-13: 978-3-8354-0010-8

Hinweis
Das vorliegende Buch wurde sorgfältig erarbeitet. Dennoch erfolgen alle Angaben ohne Gewähr. Weder Autorin noch Verlag können für eventuelle Nachteile oder Schäden, die aus den im Buch vorgestellten Informationen resultieren, eine Haftung übernehmen.

Aus der Reihe »BLV aktiv + gesund«

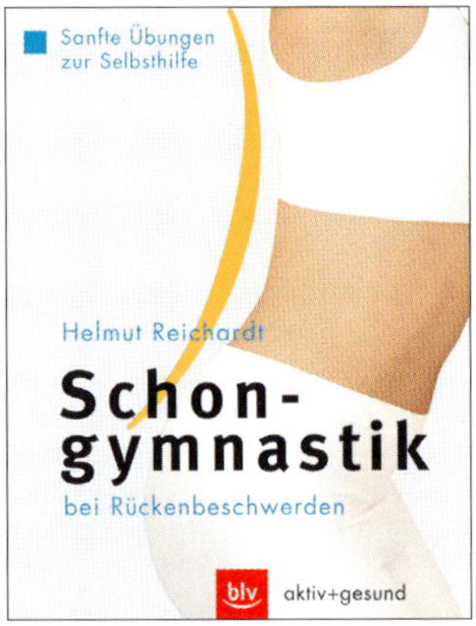

Helmut Reichardt
Schongymnastik bei Rückenbeschwerden
Gezielte Dehn- und Kräftigungsübungen, die Wirbelsäulenbeschwerden und muskuläre Ungleichgewichte kurieren; leicht nachvollziehbare Trainingsprogramme, die ohne Hilfsmittel allein durchgeführt werden können.
ISBN 3-405-16855-4

Heike Höfler
Die Nackenschule
Durch gezielte Entspannung Nackenbeschwerden vorbeugen: einfache Übungsprogramme zur Kräftigung von Kopf-, Hals- und Schultermuskulatur und zur Linderung bereits bestehender Beschwerden.
ISBN 3-405-16631-4

Dr. med. Christian Jessel
Aktiv gegen Osteoporose
Osteoporose vorbeugen und lindern durch ein ausgewogenes Bewegungstraining: die richtige Ernährung, Auswahl der Medikamente, die wirksamsten Übungen und geeignete Sportarten nach neuestem Stand der medizinischen Forschung.
ISBN 3-405-16894-5

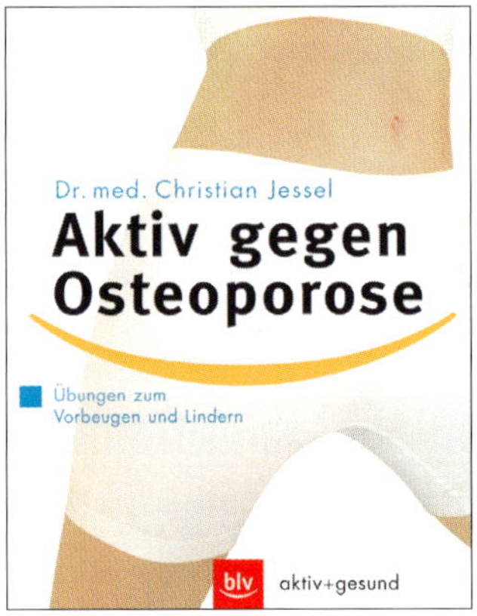

Urs Geiger / Caius Schmid
Muskeltraining mit dem Thera-Band
Das universell einsetzbare Trainingsgerät: therapeutische und leistungsorientierte Anwendung, Trainingsprogramme für die Muskulatur der Arme, des Rumpfes und der Beine.
ISBN 3-405-16742-6

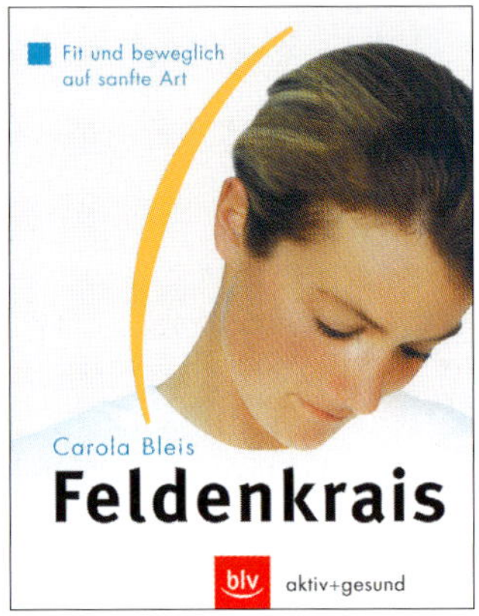

Carola Bleis
Feldenkrais
Das erste Feldenkrais-Praxisbuch mit farbigen Übungsfotos: 17 Lektionen mit sanften Übungen, die den gesamten Bewegungsapparat trainieren und die Beweglichkeit verbessern; Kurzlektionen für zwischendurch, Tipps für den Alltag.
ISBN 3-405-16804-X

Karin Albrecht
Stretching
Ganzheitliches Stretching: Bewegung, Entspannung und deren Auswirkung auf Körper und Seele, Übungen für den Alltag; am Arbeitsplatz, vor uns nach dem Sport und zu Hause – mit Poster »Das 20-Minuten-Dehnprogramm«.
ISBN 3-405-16447-8

Im BLV Buchverlag finden Sie Bücher zu den Themen: Garten und Zimmerpflanzen • Natur • Heimtiere • Jagd und Angeln • Pferde und Reiten • Sport und Fitness • Wandern und Alpinismus • Essen und Trinken

blv

Ausführliche Informationen erhalten Sie bei:

BLV Buchverlag GmbH & Co. KG
Postfach 40 02 20 • 80702 München
Telefon 089 / 12705-0 • Fax -543 • www.blv.de